成人T細胞白血病・リンパ腫
ATLL：Adult T-cell Leukemia Lymphoma

恵寿病院 院長　**木下 研一郎**　編著

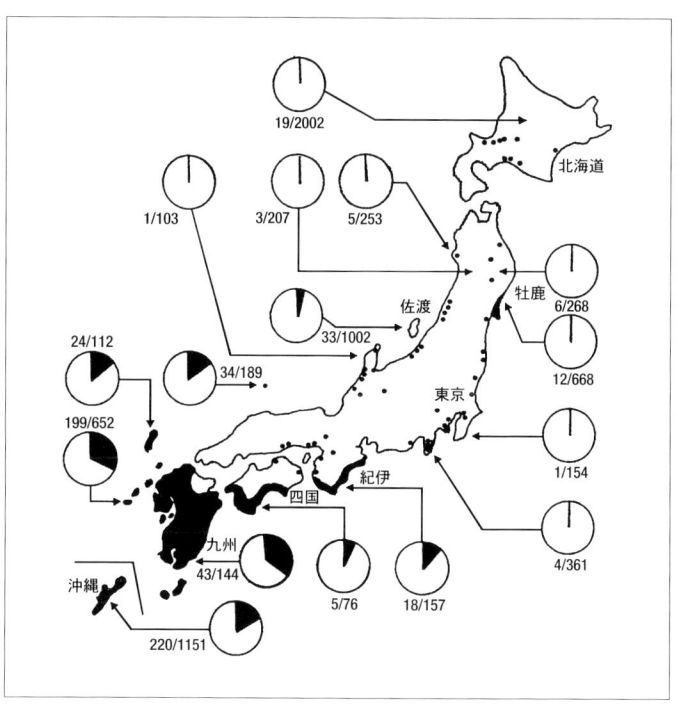

日本のHTLV-ⅠキャリアとATL患者の分布[33]

株式会社 新興医学出版社

改訂にあたって

　初版が出て10年が過ぎ改訂版を出すことになった。この間，ATLはHTLV-Iが関係したT細胞性悪性腫瘍として広義に解釈され，悪性リンパ腫の病像を呈するものもATLと呼ぶようになっている。

　著者は初版と同じようにHTLV-I関連T細胞腫瘍は成人T細胞白血病・リンパ腫（Adult T cell Leukemia Lymphoma：ATLL）と呼ぶことにした。そのなかで急性ATLは急性型としてリンパ腫型と対比して記載した。

　現在，両者は同一疾患のように扱われているがT細胞性悪性リンパ腫は白血化することにより，両者は全く異なった疾患ではないかと思えるほどの病像の違いを生ずる。

　また，急性型は本来白血病になるような増殖のしかたをする点で悪性リンパ腫像を呈するリンパ腫型とは異なる。何故，白血病になるのか。白血病になるメカニズム，その"病理"について詳しく解説した。

　さらに，今回は従来なかった急性型の診断基準を作成してみた。そのなかで今日では広く普及してきたHTLV-Iプロウイルスの単クローン性組み込みをpre ATL（LSG分類ではくすぶり型）や皮膚型の分類にとりいれた。ATLLのなかに皮膚型が存在することは間違いない。

　最後にHTLV-I母子感染予防対策を始めてから15年を経たので長崎県の成果についてもとりあげた。なお，今回の改訂については長年ATLLの診療，研究に一緒に携わってきた先輩，同僚，後輩の医師達の協力なしにはこれほど大きな改訂が出来なかったであろうと感謝したい。

平成15年3月吉日
恵寿病院院長　木下　研一郎

執筆担当者　　　　　　　　　　　　　　　　執筆担当箇所

　木下　研一郎（恵寿病院院長）　　　　　　：第1,　2,　3,　4,　6,　9章

　池田　柊一（佐世保市立総合病院診療部長）　：第5章

　山田　恭暉（長崎大学医学部中央検査部助教授）：第3章Ⅳ，第7章

　塚崎　邦弘（長崎大学原研内科講師）　　　　：第8章

　樅田　三郎（国立長崎医療センター内科医長）：第3章Ⅲ 2

は じ め に

　成人T細胞白血病（Adult T cell leukemia：ATL）という疾患概念が高月博士らにより報告されて15年が過ぎた。この間，1981年に本疾患の原因として人類では初めてレトロウイルスが日沼博士により発見され，現在，ATLは広義にはこのウイルスが関係したリンパ増殖性疾患として認識されている。また，ウイルスの母子感染によりATLが発症することが明らかになり，母子感染予防対策が各地で実施されている。このままゆくと数十年後には本症を撲滅できるようになるであろう。

　ATLは九州地方に多い疾患であり，とくに長崎・鹿児島などでは造血器腫瘍のなかで最も頻度の高いものである。九州出身者が多数移住している関東・関西地方でも時々経験される疾患である。そのような点からも多様性のある本症の病態像を十分に把握しておくことは日常診療の一助となるであろう。

　四半世紀にわたって本症と取りくんできた者の一人として，ここではATLの全体像を出来るだけ分かりやすく，さらに最新の治療法や予防対策の現状などについてまとめたつもりである。ATL診療の中心となる内科だけでなく，皮膚科や産婦人科の先生方のお役に立てれば幸いである。

　なお，本書の第2章の執筆を，早くからモノクローナル抗体を応用して「ATL細胞の表面抗原と機能」を明らかにした長崎大学原研内科 山田恭暉助手にお願いした。またその他の領域に関しても同疾患の研究に携ってきた多くの同僚，後輩の成果によるものが大であり，長崎大学皮膚科の諸先生にもいろいろと御助言をいただいた。

　名前をあげて感謝の意を表したい。

　　　共同執筆者：山田恭暉（長崎大学原研内科助手）
　　　研究協力者：野中美紀・吉岡　朗（電顕），古賀庸之（病態），北村　勉（白血化），貞森直樹・草野みゆき・西野健二（染色体），上平　憲（家族発生），池田柊一・尼崎辰彦・樅田三郎（キャリアの研究，HTLV-I感染経路），牟田隆也・親川幸信（病理）

敬称略（　）はテーマ
平成4年3月16日
第54回日本血液学会総会（東京）を前にして
著　者

目　次

第1章　ATLとレトロウイルスの発見 … 1
　Ⅰ．T-細胞学（T-ology）の発展とATLの発見 … 1
　Ⅱ．HTLV-I発見の経緯 … 2
　Ⅲ．HTLV-I関連疾患 … 3
　Ⅳ．ATLの歴史的展望 … 6
　Ⅴ．日本と世界のATLL … 7

第2章　成人T細胞白血病・リンパ腫（ATLL）の名称と新分類の提案 … 12
　Ⅰ．ATLかATLLか … 12
　Ⅱ．ATLLの新分類の提唱 … 13
　Ⅲ．慢性型（慢性ATL）と皮膚型 … 13
　Ⅳ．くすぶり型とpre ATL … 15
　Ⅴ．ATL/LとATL・L，ATL-L，ATLL … 16

第3章　成人T細胞白血病・リンパ腫（ATLL）の臨床
　　　　――血液・検査・病理―― … 18
　Ⅰ．ATLLの臨床症状 … 18
　　1．初発症状 … 18
　　2．他覚的所見 … 19
　Ⅱ．ATLLの血液所見 … 21
　　1．ATLLの血液像 … 21
　　2．急性ATL細胞の特徴 … 22
　　3．急性ATLの骨髄所見 … 24
　Ⅲ．ATLLの検査成績 … 24
　　1．生化学検査 … 24
　　2．ATLLと可溶性IL-2レセプター（sIL-2R） … 27
　Ⅳ．ATLL細胞の表面抗原と機能 … 30
　Ⅴ．ATLLの病理 … 33
　　1．リンパ節組織像 … 33

2．皮疹の病理組織像 …………………………………………………………………………35

第4章　ATLLの"病理"と病態生理 ……………………………………………………39
　Ⅰ．血液中のATL細胞は一般に小さい ……………………………………………………39
　Ⅱ．急性型（急性ATL）ではリンパ節の大型細胞が小型の細胞となり白血病化してくる
　　 ………………………………………………………………………………………………42
　Ⅲ．ATLL細胞の増殖様式と白血化 …………………………………………………………43
　　1．正常T細胞の機能と動態 ………………………………………………………………43
　　2．ATLLと白血化の機序 …………………………………………………………………45
　Ⅳ．急性型とリンパ腫型の病像の違い——白血化に付随する現象—— …………………47
　附）ATL細胞の血中流入経路 ………………………………………………………………50

第5章　ATLLの病型分類と診断に要する検査 ……………………………………55
　Ⅰ．ATLLの病型分類 …………………………………………………………………………55
　　1．新しい病型分類の提案理由 ……………………………………………………………55
　　2．急性型の診断 ……………………………………………………………………………57
　　3．リンパ腫型の診断 ………………………………………………………………………58
　　4．慢性型の診断 ……………………………………………………………………………58
　　5．皮膚型 ……………………………………………………………………………………62
　Ⅱ．Pre-ATL (preleukemic state of adult T-cell leukemia) ……………………………67
　Ⅲ．ATLLの診断に要する検査 ………………………………………………………………72
　　1．抗HTLV-I抗体 …………………………………………………………………………72
　　2．細胞表面マーカー ………………………………………………………………………72
　　3．HTLV-Iプロウイルスの証明 …………………………………………………………73
　　4．病理組織診断 ……………………………………………………………………………75

第6章　ATLLの免疫不全・合併症・経過・死因 …………………………………78
　Ⅰ．ATLLの免疫不全と合併症 ………………………………………………………………78
　Ⅱ．ATLLの経過と死因 ………………………………………………………………………81

第7章　ATLLの治療 …………………………………………………………………………84
　Ⅰ．急性型およびリンパ腫型の治療方針 ……………………………………………………84
　　1．治療の基本理念 …………………………………………………………………………84

2．多剤併用化学療法 …………………………………………………84
　　3．造血幹細胞移殖 ……………………………………………………88
　Ⅱ．ATLL における感染症対策 …………………………………………89

第8章　HTLV-I と ATLL の発症 …………………………………………91
　Ⅰ．レトロウイルスの特徴 …………………………………………………91
　Ⅱ．HTLV-I の構造と特徴 …………………………………………………94
　Ⅲ．ATLL の多段階発癌のメカニズム ……………………………………96

第9章　HTLV-I 感染の特徴・経路と感染予防 …………………………102
　Ⅰ．HTLV-I 感染の特徴 ……………………………………………………102
　Ⅱ．HTVV-I の感染経路 ……………………………………………………103
　Ⅲ．母子感染と ATLL の家族発生 …………………………………………104
　Ⅳ．母乳による HTLV-I の母子感染 ………………………………………106
　　1．母乳感染の証明 ……………………………………………………106
　　2．母子感染における子供のキャリア化率 …………………………107
　　3．子供と成人の感染率の解離 ………………………………………108
　　4．ATLL 予防対策の現状と問題点 …………………………………109
　　5．妊婦の感染率 ………………………………………………………111
　Ⅴ．長崎県における予防対策の成果 ………………………………………113
　　1．小児の栄養方法別感染率 …………………………………………113
　　2．長崎県における ATL ウイルス（HTLV-I）母子感染予防対策の成果 ………114

ATLL －病態・治療・予防－

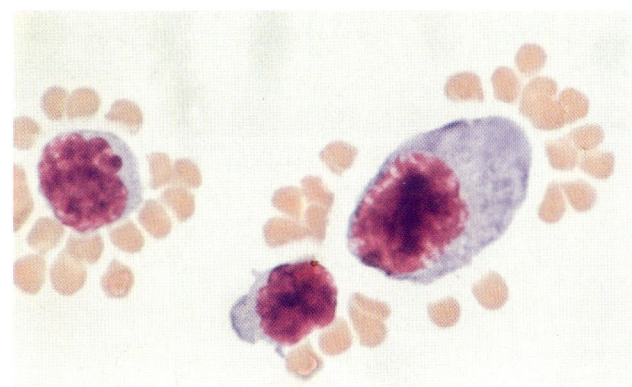

写真1（P 1, 72） 羊赤血球とロゼットを形成するT細胞（急性ATL細胞，M-G染色 1000×）

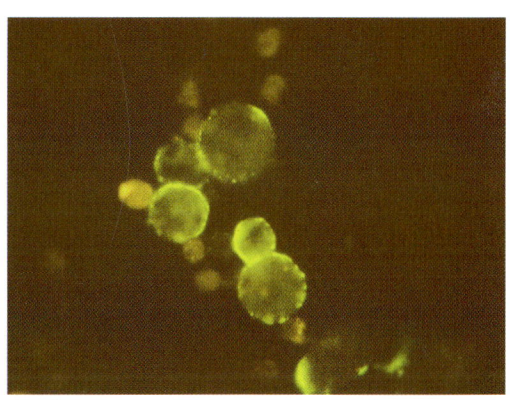

写真2 急性ATL細胞を短期培養するとHTLV-Iの構成蛋白が発現する．HTLV-I抗体と反応して蛍光を発する急性ATL細胞

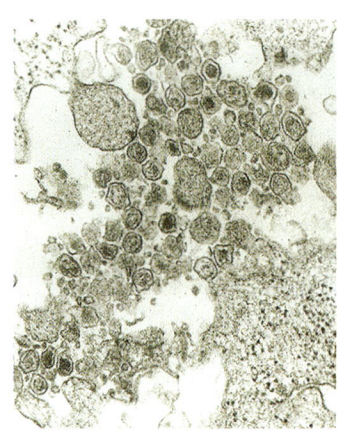

写真3 培養した急性ATL細胞表面にみられるC型レトロウィルス

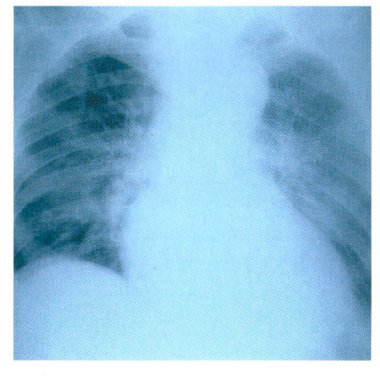

写真4（P 19） 急性ATL患者に好発するカリニ肺炎

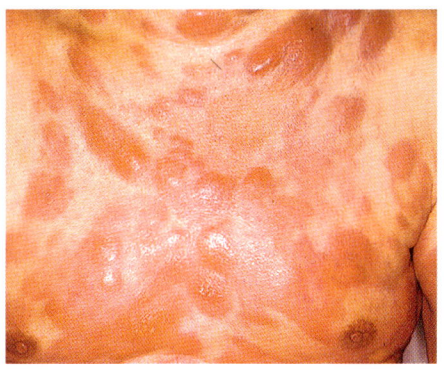

写真5（P 20） 急性ATL患者の皮膚病変（紅斑～結節状皮疹）

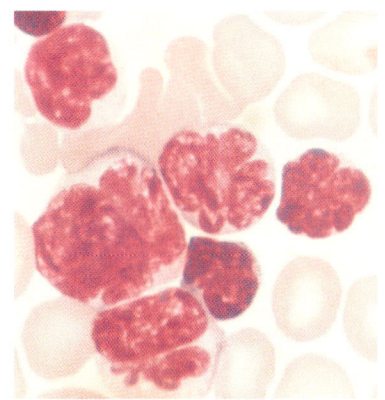

写真6（P 22） 分葉が著明な急性ATL細胞

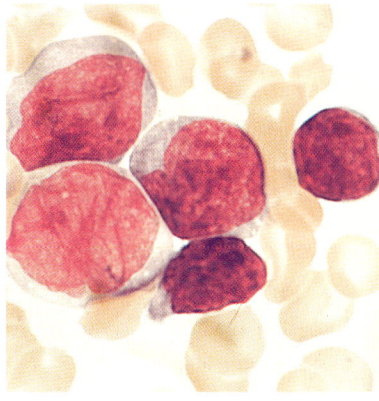

写真7（P 22） クルミ殻状核の急性ATL細胞

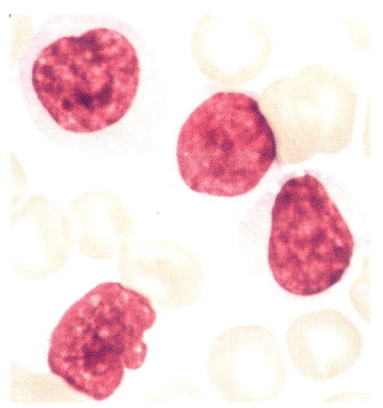

写真8（P 23, 57） 核変形のないの急性ATL細胞

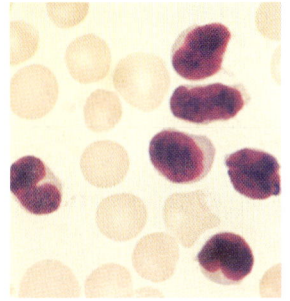

写真 9 （P 23, 39, 57） 急性 ATL 細胞
形態的には CLL 様．組織像は右図 LDH ≧ 2000U

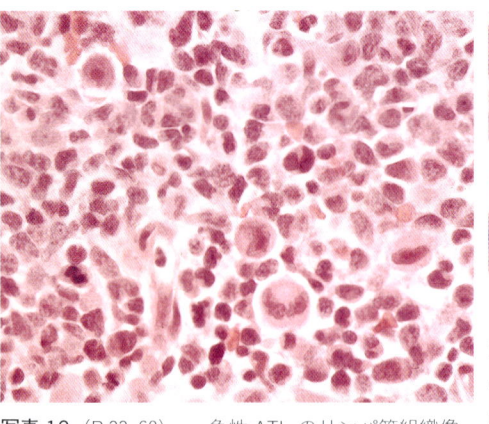

写真 10 （P 33, 60） 急性 ATL のリンパ節組織像ー多形細胞型（LSG 分類）．大小の細胞が混在し巨細胞も多い．従来 Hodgkin 病と診断されることもあった．この例の末梢血は写真 9 の CLL 様細胞であった．

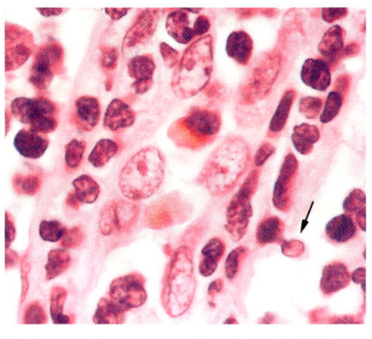

写真 11 （P 16, 39, 53） 後毛細管静脈の縦断面（急性 ATL 患者リンパ節）内皮細胞と血管外膜の間に ATL 細胞が充満している．血管壁からリンパ節実質に手鏡状に脱出（再循環）している ATL 細胞が見える（➔）

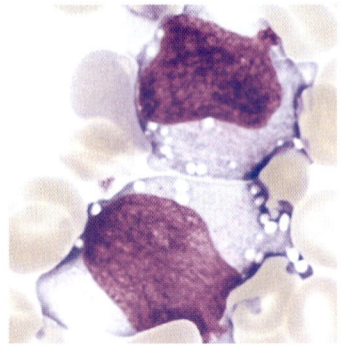

写真 12 （P 23, 65） Burkitt 細胞様の急性 ATL 細胞

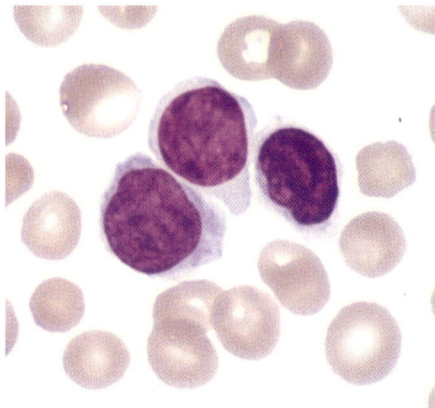

写真 13 （P 23） 耳だ血塗抹標本の急性 ATL 細胞（核変形が目立たない）

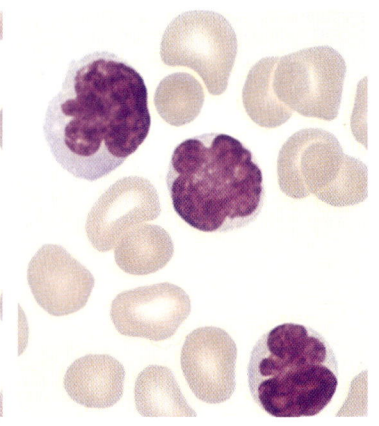

写真 14 （P 23） 採血管ににとって 3 時間後に塗抹した急性 ATL 細胞（写真 13 の細胞）

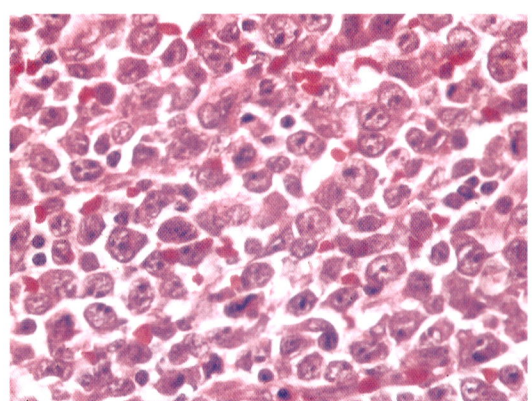

写真 15 （P 16, 34, 39） 大型細胞（LSG 分類）ー従来の分類では細網肉腫あるいは Rappaport 分類では組織球型（histiocytictype）に分類された．この例の末梢血は白血球数 48 万／mm³ で写真 17, 18 の大中小の急性 ATL 細胞が多数出現した．Updated Kiel 分類では T-免疫芽球型である．

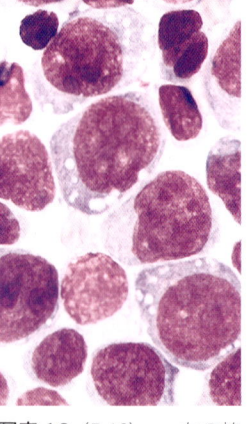

写真 16 （P 16） 左の捺印標本である大型芽球が増殖し，その間に小さい細胞が散見される．

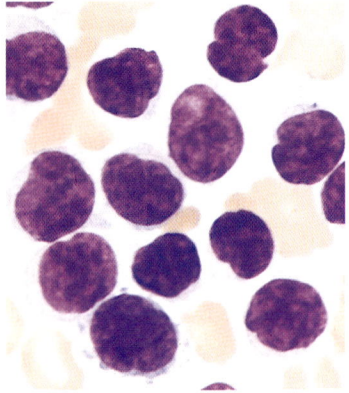

写真 17 （P 16, 34, 40） 小型の白血病細胞が著増し写真 15 のリンパ節細胞からは想像も出来ない．

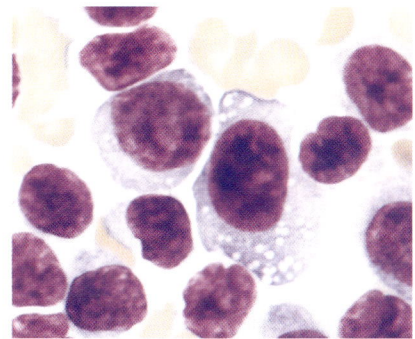

写真18 写真17と同じ標本の別の部位小型細胞だけでなく場所によっては大と小の中間の中型細胞が存在している．大中小の急性ATL細胞(P 16, 23)

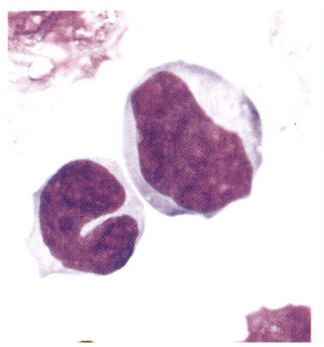

写真19（P 41）急性ATLの白血病細胞－このような大型細胞は血中には多数出現しない．せいぜい20〜30％程度までであり，病像は悪性リンパ腫の病像である（P 41）組織型は大型細胞である．

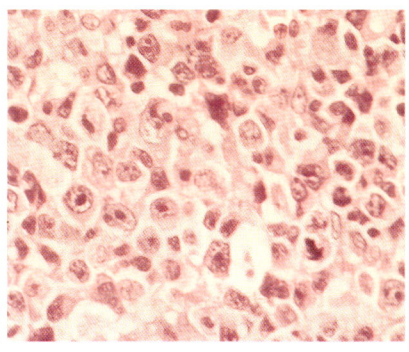

写真20（P 41）同左のリンパ節組織像－大型細胞が単調に増殖し，核小体も明瞭．分裂像も散見される．

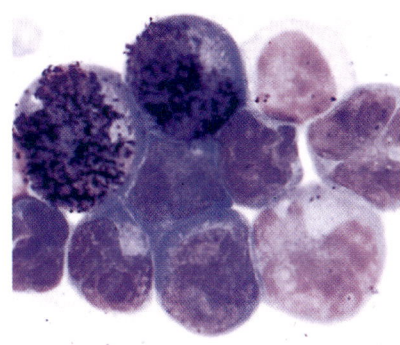

写真21（P 42）リンパ腫型のリンパ節腫瘍細胞のDNA合成，大型細胞のみでありその一部にDNA合成がみられる．

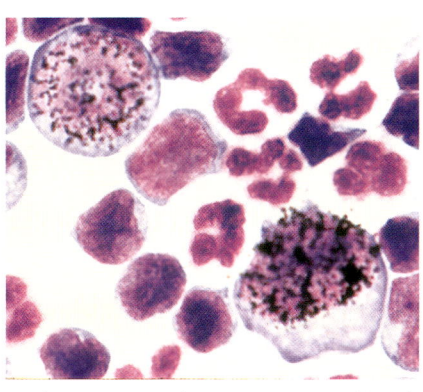

写真22（P 42）急性ATLのリンパ節腫瘍細胞のDNA合成，大小細胞の内，大型細胞が ^{3}H-thymidine によりラベルされる．

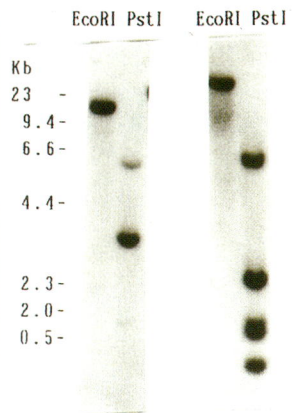

Southern blot analysis

写真23（P 74）Southern blot analysis（Eco RIとPst-I）

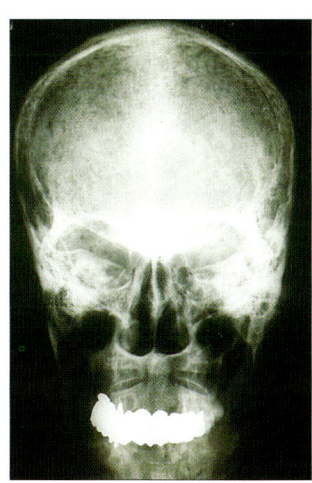

写真24（P 26）急性ATL患者にみられた頭蓋骨のびまん性骨融解像

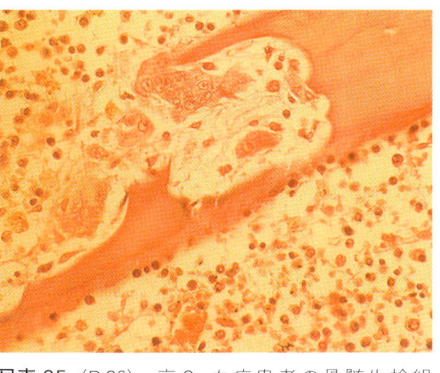

写真25（P 26）高Ca血症患者の骨髄生検組織－骨梁を融解している破骨細胞

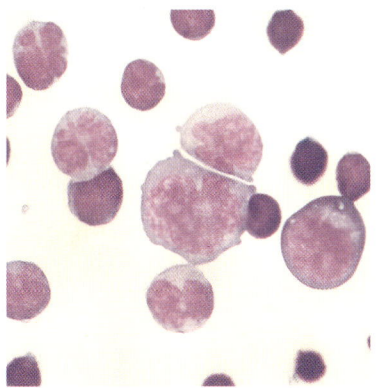

写真26（P 51）胸管中の白血病細胞－白血病細胞はリンパ節で産生され胸管を経て血中に入り全身へ

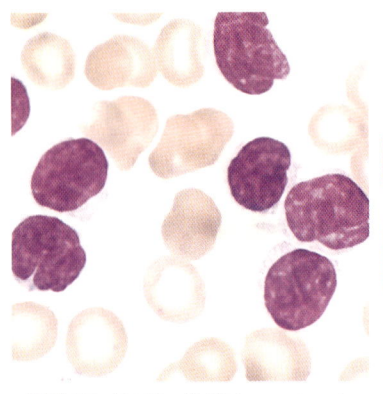

写真27（P 50） 胸管カニュレーション例の末梢血 ATL 細胞

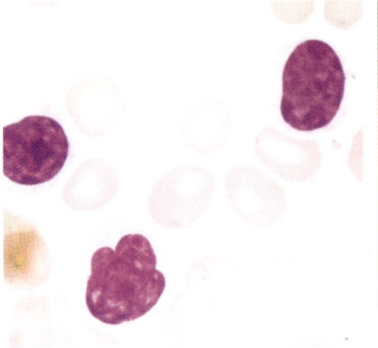

写真28（P 15, 60） 慢性型 ATL 細胞

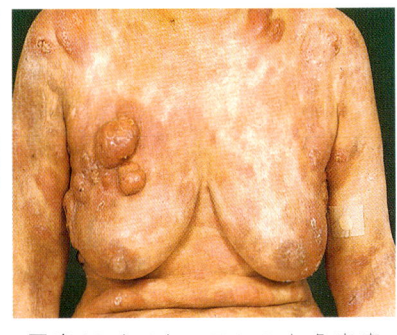

写真29（P 64） ATLL の皮膚病変型―菌状息肉症と区別が出来ない．

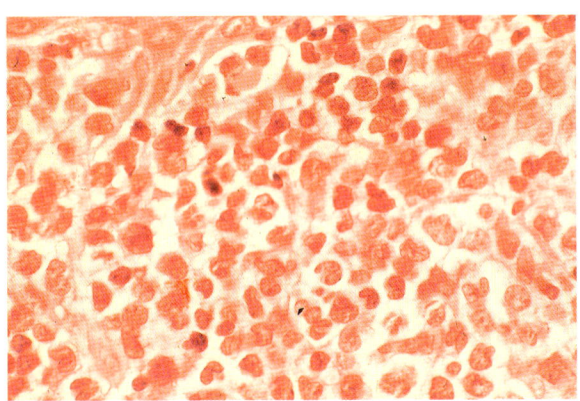

写真30（P 36, 64） 菌状息肉症例（写真29）の皮膚組織像―核変形の著明な腫瘍細胞が浸潤している．

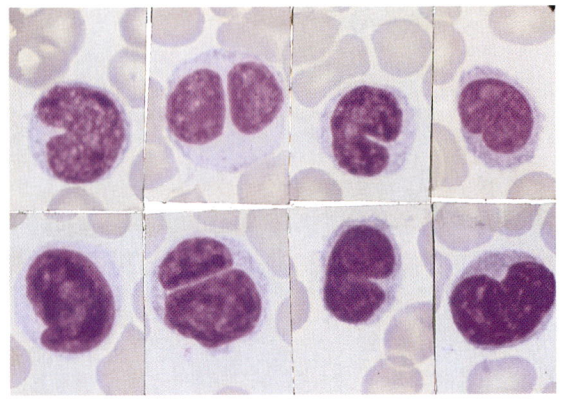

写真31（P 71） 正常人とHTLV-I キャリアの末梢血に出現した核変形のあるリンパ球，上段:正常人と下段:キャリアの異常リンパ球，区別は難しいが下段の左端のクロマチンの豊富な異常リンパ球はキャリアにしかみられない．

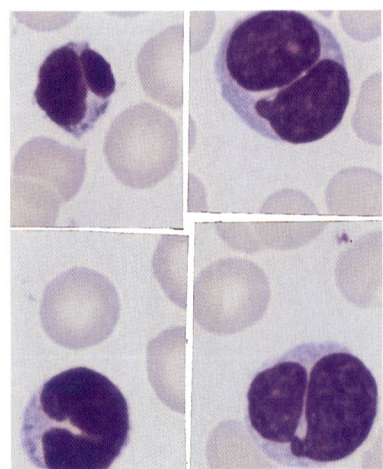

写真32（P 71） HTLV-I キャリアの異常リンパ球右側の chroman-rich な大きい細胞は HTLV-I 感染に特徴的．異常リンパ球1％であったが単クローンであった．4個とも同一人の細胞．

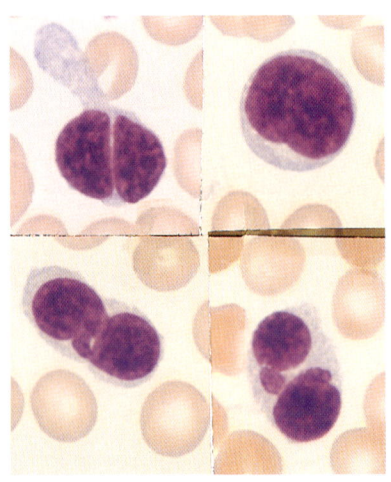

写真33（P 71） HTLV-I キャリアにみられた種々の異常リンパ球．4個とも同一人の細胞．

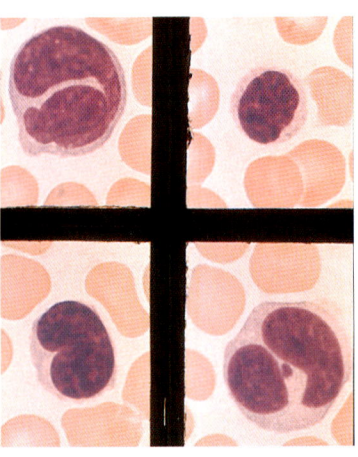

写真34（P 71） HTLV-I キャリアにみられた種々の異常リンパ球．4個とも同一人の細胞．左上・右下の細胞は HTLV-I 感染に特徴的．異常リンパ球1.5％で多クローン性であった．（尼崎論文より）

第1章　ATLとレトロウイルスの発見
ATL : Adult T-cell Leukemia

I. T-細胞学（T-ology）の発展と ATL の発見

　昭和30年頃まではリンパ球はその生理的機能がわからず，長い間沈黙の細胞として取り扱われてきた。

　しかし，昭和30年代になると PHA（phytohemagglutinin）によってリンパ球が幼若化して芽球となることが発見され[1]，その後，感作リンパ球はいろいろな抗原に反応して幼若化することも知られるようになった[2～5]。これらの発見によって，それまで全く未知であったリンパ球の免疫担当細胞としての機能が次第に明らかにされていった。

　さらに昭和40年代になると，リンパ球には胸腺由来のTリンパ球と骨髄，あるいは Bursa 由来のBリンパ球が存在することが発見され，Tリンパ球は細胞性免疫の主役を担い，Bリンパ球は抗体産生細胞としての機能をもっていることが明らかになった[6]。

　Tリンパ球は試験管内では羊赤血球とロゼットを形成することから，Bリンパ球は細胞表面に免疫グロブリンを保有することで，T，B細胞の分別が可能となった[7,8]（写真1）。現在ではT，B細胞はその表面上に存在する多くの分化抗原に対するモノクローナル抗体を用いて同定されている。その後，リンパ球系腫瘍にT，B細胞マーカーを応用してその起源を明らかにしようとする研究がスタートした。

　成人T細胞白血病はこのようなリンパ球学の発展を背景に，昭和46年高月博士（現，熊本大名誉教授）ら[9]によって特異な病像を呈するT細胞白血病として報告された。

　その特徴は，1）成人に発症する核異型（変形，分葉など）のある白血病細胞（T細胞）の出現（写真1），2）白血病細胞が皮膚に浸潤しやすいこと，3）九州地方に多発する点，などがあげられる。

その後，各地から同様の症例が多数報告されたが，特に注目されたのは九州出身者に多いということであった。さらにその後の観察で，本症は当初報告されたような慢性の経過をとるものより急性の経過をとるものが多いこと，免疫不全や高Ca血症を伴いやすいことが明らかとなり，新しい疾患概念として広く認識されるところとなった。

このように本症は九州出身者に多いという風土病的性格を有していたため，当初から何か未知の原因としてウイルスの関与が想定されていた。そして1981年日沼教授により本疾患にレトロウイルスが関係していることが発見され，その仮説が現実のものとなった[10]。

今ではATLという疾患概念は，レトロウイルス（現在ではHTLV-1と呼ばれる）に感染した末梢性T細胞（$CD3^+$，$CD4^+$，$CD8^-$のヘルパーT細胞）が腫瘍化した疾患として認識されている。そのため，ATLでは悪性腫瘍（白血病）としての症状のほかにAIDSにみられるような特殊な感染症を合併しやすい。

腫瘍化したT細胞が血中に多数出現した疾患がATLであり，リンパ節で増殖するとリンパ腫型となる。両者は一括して成人T細胞白血病・リンパ腫（Adult T-cell Leukemia-Lymphoma：ATL-L）と呼ばれることもある。時には両者を合わせて広義にATLという人もいる。

Ⅱ．HTLV-Ⅰ発見の経緯

1980年，当時熊本大学におられた日沼教授（京都大学名誉教授）は，国立がんセンターで行われた厚生省のATL班会議に参加され，本症にウイルスが関係しているのかどうかの研究を開始された。

日沼教授は，ATLがウイルスで起こるのであればATL患者はそのウイルスに感染しており，同時に抗体を保有しているに違いないとの仮説のもとに実験を着手され，見事にウイルスを発見された。

実験方法は以下の通りである。ATL細胞から樹立されたMT-I細胞株（高知医大，三好教授が樹立）をスライドガラス上に浮游させ，乾燥させた後にアセトンで固定する。これに患者血清を37℃で反応させる（この操作で患者血清中にウイルスに対する抗体があれば抗原・抗体反応が起こる）。それを緩衝液で洗滌後，次に第2抗体である蛍光色素のついたFITC抗ヒトIgG血清を加え，37℃で反応させる。最初の反応で抗原・抗体反応が起こっていれば，第2抗体が反応してMT-I細胞が蛍光を発する。このような間接蛍光抗体法で6人のATL患者血清は全例MT-I細胞が蛍光を発した（写真2）。一方，健康人5人の血清では全く反応しなかった。このことはMT-I細胞にはATL患者の血清と特異的に反応する抗原が存在すること

を意味する。この抗原は ATLA（ATL-associated antigen）と名づけられた[10]。

同時に MT-I 細胞を電子顕微鏡で観察すると，その表面に C 型レトロウイルス（ATL ウイルス）が多数確認された（写真 3）。ATLA は現在このウイルスの構成蛋白であることが明らかとなっているが，この実験結果はヒトのレトロウイルスとして初めての発見であったため，大きなセンセーションを巻き起こした。

さらに日沼教授らは抗 ATLA 抗体（ATLA 抗体，あるいは抗 HTLV-I 抗体）の全国的調査を行い，ATL 患者だけでなく ATL 多発地帯の住民の約 25％という高率に陽性者が存在することを見い出された[11]。抗体陽性者の分布は ATL 多発地帯のそれと一致する。

現在，ATLA 抗体陽性者はこのウイルスの無症候性持続感染者，すなわちキャリアであることが明らかになっている。このようなキャリアの中から ATL が発症する。

著者も 1982 年 2 例の ATL 患者についてその発症数年前の血清を調べ，抗体陽性のキャリアであったことを確認している[12]。

また，日沼教授らの発見とほぼ時を同じくしてアメリカ国立癌研究所の Gallo 博士らによりレトロウイルスの発見がなされた[13,14]。彼らは皮膚原発 T 細胞リンパ腫である菌状息肉症患者より T 細胞株を樹立し，この細胞株にレトロウイルスの存在を確認した。このウイルスはヒト T 細胞白血病ウイルス（Human T-cell Leukemia Virus：HTLV）と命名され，その後，日本やカリブ海沿岸地方に多い ATL 患者は HTLV に対する抗体を保有することが明らかにされた[15]。

そのため，ATLV と HTLV の 2 つのウイルスの異同が問題となり，両者のプロウイルス DNA（リンパ球 DNA の中に組み込まれたウイルス遺伝子）の比較が行われた。

その結果，両者は約 9,000 の塩基対で構成された同一のウイルスであることが確認され[16]，さらに吉田博士ら[17]により，ATLV が ATL の原因ウイルスであることが証明された。すなわち，ATL 細胞の DNA の中に ATLV のプロウイルスのモノクローナル・インテグレーション（白血病細胞 DNA の一定の部位にウイルス遺伝子が組み込まれている）が証明されたのである。

その後，AIDS の原因ウイルスとして別のレトロウイルスが発見されたので，ATLV あるいは HTLV は HTLV-I（Human T Lymphotropic Virus type I）と呼ばれるようになっている。

Ⅲ．HTLV-I 関連疾患

HTLV-I が最初に見出されたのが ATL であるが，このウイルスを指標として調べてみる

表1. ATLの分類と診断基準

	くすぶり型	慢性型	リンパ腫型	急性型
抗HTLV-I抗体	＋	＋	＋	＋
リンパ球（×10⁹/ℓ）	＜4	≧4ᵃ	＜4	＊
異常Tリンパ球	≧5％	＋ᵇ	≦1％	＋ᵇ
T-細胞マーカーを持つ花細胞	しばしば	しばしば	No	＋
LDH	≦1.5N	≦2N	＊	＊
補正Ca（mEq/ℓ）	＜5.5	＜5.5	＊	＊
リンパ節腫大（組織学的に証明済）	No	＊	＋	＊
腫瘍部位				
皮膚	＊＊	＊	＊	＊
肺	＊＊	＊	＊	＊
リンパ節	No	＊	Yes	＊
肝	No	＊	＊	＊
脾	No	＊	＊	＊
中枢神経	No	No	＊	＊
骨	No	No	＊	＊
腹水	No	No	＊	＊
胸水	No	No	＊	＊
消化管	No	No	＊	＊

下山正徳らによる原著論文（Br J Haematol, 79：428-437, 1991）[21]

N：正常上限。
＊：他の型の基準に必要な項目以外は不可欠ではない。
＊＊：他の項目が満たされれば不可欠ではない。しかし末梢血の異常リンパ球が5％以下の場合は組織学的に証明された腫瘍部位を必要とする。
a：Tリンパ球増加（3.5×10⁹/ℓ以上）を伴うことが必要。
b：末梢血の異常リンパ球が5％以下の場合は組織学的に証明された腫瘍部位を必要とする。

とHTLV-Iが関係する疾患には多様性があることが次第に明らかとなった[18]。

その中には先に記した九州地方に多いT細胞リンパ腫（ATLのリンパ腫型）や菌状息肉症などの皮膚のT細胞リンパ腫（Cutaneous T-cell lymphoma：CTCL）の一部, preATLあるいはくすぶり型（smoldering）ATLなどと呼ばれる病型が含まれる。

山口ら[19,20]は急性型（典型例），慢性型，くすぶり型，急性転化型，リンパ腫型の5型に分けている。

最初の報告では，くすぶり型（smoldering）ATLは臨床的に非特異的な皮膚病変や感染症などを合併し，末梢血に1～2％以下の異常リンパ球が出現している。HTLV-Iプロウイルスを検索すると，モノクローナルに組み込まれた状態である[19]。

慢性型ATLは従来T-CLL（T細胞性慢性リンパ性白血病）の中でHTLV-Iが関係しているものである。

くすぶり型や慢性型ATLを長期に観察していると，その中から確実に悪化していく症例が

表2. HAM 診断指針（改定）

I. 主要事項
(1) 緩徐進行性で，かつ対称性の錐体路障害所見が前景に立つミエロパチー．
(2) 髄液ならびに血清の抗 HTLV-I 抗体が陽性．

II. 参考事項
(1) 血液や髄液中に ATL 様細胞を認めることが多いが，腫瘍性増殖を示さず，成人 T 細胞白血病ではない．
(2) 原則として成人発症の孤発例が多いが，若年発症例もある．男女比は約 1：2．輸血後発症群が存在し，その場合，輸血の半年～数年後に発症することが多い．
(3) 下顎反射は正常のことが多い（まれに亢進のこともある）．
(4) しばしば膀胱直腸障害を伴う．
(5) レベルを伴う軽度の感覚障害を認めることが多い．
(6) 重症例では四肢（特に下肢）に脱力と筋萎縮を伴う傾向がある．
(7) 手指振戦，眼球運動異常，一過性神経症状，一過性髄膜炎症状を伴うこともある．
(8) 副腎皮質ホルモン投与によりしばしば症状の改善を認める．
(9) 髄液に細胞増多（通常軽度）を認めることが多く，IgG 増加，オリゴクローナルバンドを認めることもある．
(10) 抗 HTLV-I 抗体陽性者の頻度の高い地域ほど本症の罹病率も高い．
(11) 他の疾患（脊髄腫瘍，脊髄圧迫病変，多発性硬化症その他のミエロパチーなど）と鑑別される．

(納らによる)[22]

見出される。そのような状態が急性転化型（crisis）と呼ばれるが，ひとつの病型というよりもそれぞれの最終的な臨床病期である。

その後，各病型の分類と定義に関して混乱がみられたので国立がんセンターの下山博士を中心とした Lymphoma Study Group (LSG)[21]により表1のような各病型の定義が決められた。

1) くすぶり型は，末梢血のリンパ球数 4,000/μl 未満で 5％以上の異常リンパ球が出現し，LDH が正常の 1.5 倍 (1.5 N) 以下で高 Ca 血症がないもの。末梢血の異常 T リンパ球が 5％以下の場合は皮膚か肺に腫瘍性病変が認められるもの。

2) 慢性型はリンパ球数 4,000/μl 以上でかつ T リンパ球数 3,500/μl 以上，高 Ca 血症 (−)，LDH 値は 2 倍以下，CNS・骨・GI・腹水・胸水などの腫瘍病変がないもの。

3) リンパ腫型はリンパ球数 4,000/μl 未満，異常リンパ球数 1％以下，リンパ腫と診断されたリンパ節腫大があるもの。

4) 急性型は以上の3病型のいずれにも属さない ATL 患者。

このような診断基準をもとに診断された ATL 全国調査の結果（1990～1995 年集計）[32]，2,123 例の ATL の中で急性型は 1,328 例 (62.6％) 慢性型は 176 例 (8.3％)，リンパ腫型 505 例 (23.8％)，くすぶり型 114 例 (5.4％) であった。

そしてこのような臨床病型の分類が ATL の予後の予測，治療方針，治療の評価に有用であるという。

以上のような HTLV-I の関係するリンパ球系の増殖性疾患とは別に，1986 年納ら[22]により，

それまで全く原因不明の痙性脊髄マヒの症例にHTLV-Iが関係していることが発見され，HAM（HTLV-I associated myelopathy）と呼ばれている。

その後の調査でHAMはHTLV-I感染者（キャリア）の多い地域に発生し，ATLと同じ分布を示すことが明らかとなった。

厚生省調査研究班によるHAMの診断指針を表2に示した。

Ⅳ．ATLの歴史的展望

ATLという疾患概念は，先に記したように1976年高月ら[9]により報告されたことに始まる。しかし，それ以前から九州地方においては悪性リンパ腫の白血化例が多いことが知られていた。著者の経験ではそれらは白血性リンパ肉腫（症），白血性細網肉腫（症），時にはホジキン病の白血化，慢性リンパ性白血病の亜型などの診断がなされていた。

その根拠は骨髄性白血病とは明らかに異なる腫瘍細胞が末梢血に出現し，腫大したリンパ節の生検により，「病理学的に」リンパ肉腫や細網肉腫などの診断がつけられたからである。表3には昭和41年から昭和50年までの10年間に，長崎大学病院で経験した悪性リンパ腫と，その白血化例の組織診断を示した。

悪性リンパ腫149例中，実にその39.6％にあたる59例が白血化例であり，そのほとんどは現在の急性型（急性ATL）に相当する。59例の内，24例が細網肉腫，26例がリンパ肉腫，3例がホジキン病となっている[23]。

その他の組織診断として細網内皮症や，慢性リンパ性白血病などの診断がつけられることもあった。また血液学的にはLeukosarcomaなどと診断されている例もある。

九州地方でこのように診断されていた症例は，T，B細胞マーカーの応用によりTリンパ球由来であることが明らかにされ，現在のATLLとしての概念が成立した。

従来から日本に多いといわれていた細網肉腫も，ほとんど全てT，Bいずれかのリンパ球

表3．昭和40年代の悪性リンパ腫（長崎大学原研内科）

組織診断	例数	Stage I&II	Stage III&IV	白血化例
細網肉腫	80	12	44	24（30.0%）
リンパ腫	41	2	13	26（63.4%）
ホジキン病	22	8	11	3（13.6%）
その他	6			6（100 %）
計	149	22	68	59（39.6%）

由来であり，細網細胞由来の「真性」と表現され得るような細網肉腫というのは皆無である[24]。細網肉腫は現在では消滅したといっても過言ではない。

ATLL という疾患は AIDS のように新しく発生した病気ではない。それまで九州地方に多かった悪性リンパ腫が T 細胞起源であり，かつ白血病様の血液像と，特異な病像を呈することが認識されて ATLL という病名がつけられたものである。その本態は悪性リンパ腫であることに今でも変りはない。

V．日本と世界の ATLL

ATLL という病気の最も特異的な点は，その発生する地方が偏在していることである。

ATLL 患者の発生は九州―沖縄地方が大多数であり，その他四国西南部，紀伊半島・牡鹿半島の一部などにも比較的発生数が多い（図1）。これまでに報告された ATLL 患者の発生地を図1に示した。上記の好発地域以外にも関西，関東，東北，北海道などにも散発しているがその内，関西，関東地方での ATLL 患者の多くは九州地方からの移住者である。その後の調査で ATLL 患者の内，九州地方出身者が 70％ 程度を占めることが明らかとなった[25]。

HTLV-I キャリア（ウイルスの感染者）の分布も ATLL 患者の多発地帯と一致している（図1）。その後の研究の結果，ATLL は健康人キャリアから発症することが明らかになったので当然のことであるが，ウイルスの発見初期の全国的調査でこのことが判明した時は，非常な驚きを覚えた。

また，キャリアの分布をみると県庁所在地などの地方の中核都市，あるいは市部よりも，地方の鄙びた地域や交通の便が悪い各地の津々浦々の僻地に多い。

このことはつまり，人の移動の少ない場所ではこのウイルスが長い間，その集団あるいは部落などに温存されてきたことを物語っている。

その原因は HTLV-I の重要な感染ルートが，後述する母子感染であることと関係している。HTLV-I 感染はこのように何世代にもわたって，母から子へと受け継がれてきた特徴をもっている。そのことがキャリアの地域集積性，さらにはその地域での ATLL 多発の背景をなしている。

現在日本には 100 万人以上のキャリアが全国に分布しており，毎年 600〜700 人程度の患者が発生している（表4）。したがって，キャリアからの ATLL 発生率は年間 600〜700 人/100 万人，つまり 0.6〜0.7 人/1,000 人と想定されている[26~28]。これは年単位の発生率であるから，30 歳のキャリアが 80 歳までの生涯に発症する危険率は $0.6(0.7) \times 50/1,000 = 3(3.5)/100$ であり，3％ 程度（女性では 2％，男性では 5％ 程度）と考えられる。

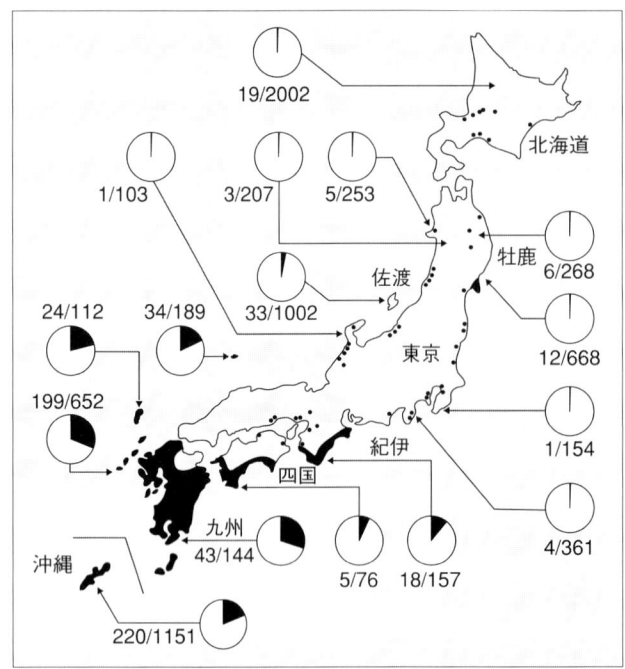

図1
日本のHTLV-Iキャリアと ATLL 患者の分布.
地図上の点は ATLL 患者を示し,塗りつぶされたところは患者多発地帯を示す.
(田島和雄,他:図説臨床「癌」シリーズ,9,66,1986. 東京,メジカルビュー社より)[33]

表4. ATLL 全国実態調査
(HTLV-I キャリア・ATL 患者推定数♯,ATLL 患者報告数の地理分布)

地域	推定数 (1985年)		現住所		
	キャリア	患者 (%)	第6次 (1990～1991年)	第7次 (1992～1993年)	第8次 (1994～1995年)
北海道	108,000	65 (9.3)	45 (6.4)	52 (7.4)	66 (8.8)
北陸山陰	24,000	15 (2.2)	18 (2.6)	6 (0.9)	11 (1.5)
関東	128,300	77 (11.0)	81 (11.5)	91 (12.9)	68 (9.0)
中部東海	57,700	35 (5.0)	31 (4.4)	28 (4.0)	34 (4.5)
近畿	21,100	12 (1.7)	8 (1.1)	20 (2.8)	22 (2.9)
大阪・兵庫	141,900	85 (12.2)	77 (10.9)	69 (9.8)	88 (11.7)
中・四国	32,500	20 (2.9)	40 (5.7)	11 (1.6)	23 (3.1)
南紀・南四国	39,300	24 (3.4)	32 (4.5)	28 (4.0)	33 (4.4)
九州	607,300	364 (52.2)	365 (51.9)	397 (56.3)	406 (53.9)
合計	1,160,500	697 (100)	704 (100%)	705 (100%)	753 (100%)

♯成人キャリアからの ATLL 発生率は年間 0.6/1,000 とする.
(The T- and B-cell Malignancy Study Group. 1989 より引用)
九州地方の ATLL 推定罹患数:約 600 例/年 文献[32]

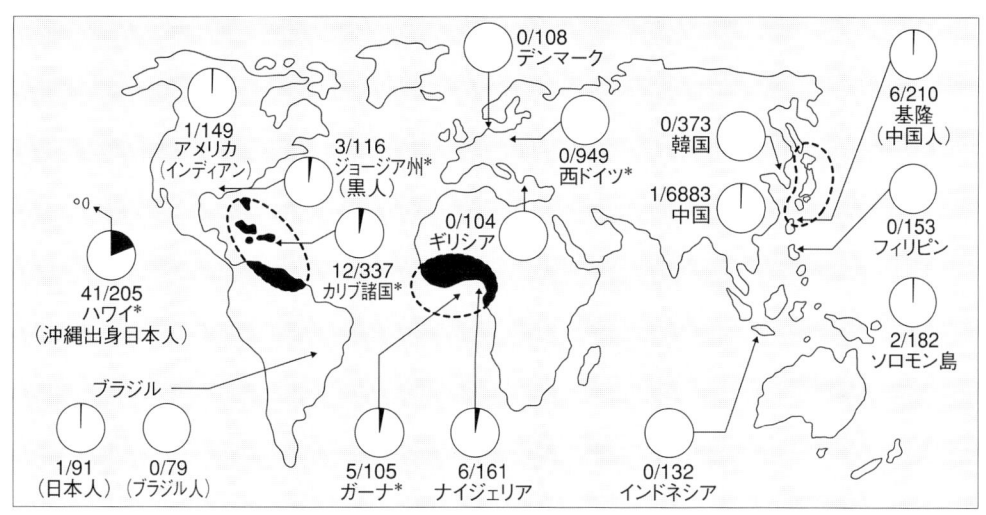

図2 世界の HTLV-I キャリアと ATLL 患者の分布
点線で囲まれた地域が ATLL 患者の好発地域．円グラフはキャリア率を示す．
(田島和雄，他：図説臨床「癌」シリーズ，9, 66, 1986．東京，メジカルビュー社より)[33]

また世界的に ATLL の発生状況をみると，多発地帯は日本の他にカリブ海沿岸地方（ジャマイカ，トリニダード・トバコ，コロンビアなど），ナイジェリアを中心としたアフリカ中西部がある（図2）．これらの地区の ATLL 患者はほとんど黒人である[29]．

一方，AIDS の原因ウイルスである HIV（Human Immunodeficiency virus）もアフリカが原産地であり，ヒトのレトロウイルスの起源はアフリカにあるのではないかといわれている．この地方のレトロウイルスが，16世紀の大航海時代の奴隷貿易によって黒人が世界各地に運ばれたために，その時ウイルスも同行したものと想像される．

それでは HTLV-I はどのようにして日本にもたらされたのであろうか．

米国の国立がん研究所の Gallo 博士[30]は，ポルトガルが黒人を日本に連れてきた時に彼らがウイルスを持ち込んだのだろうと推測している．

しかし，寄港地の東南アジアには HTLV-I 感染者が全く存在しないことからこの説は信じ難い．

また，このウイルスを発見された日沼教授は，HTLV-I はもともと日本人に感染していたのだろうと主張されている．その後，大陸から弥生文化をもった人達（非感染者）が我が国に移住して大和朝廷をつくり日本全体に拡がった．そのために HTLV-I に感染していた先住民が，九州や沖縄その他の僻地に残っているのであろうという仮説を提唱されている．因みに熊襲（クマソ）やアイヌ民族など日本古来の人達にキャリアが多い．

このように HTLV-I の日本各地での感染状況は確かに特徴的であり，日本人の起源とも深い関係があることが推定されている．この間の事情は，日沼教授の「新ウイルス物語」（中公

新書)³¹⁾に詳しいので一読をお奨めしたい。

第 1 章 文 献

1) Nowell, P. C. : Phytohemagglutinin : An initiator of mitosis in culture of normal human leukocyte. Cancer Res. 21 : 1518–1521, 1960.

2) Pearmain, G. et al. : Tuberculin induced mitosis peripheral blood leukocytes. Lancet I : 637–638, 1963.

3) Hirschhorn, K. et al. : Immune response and mitosis of human peripheral blood lymphocytes in vitro. Science 142 : 1185–1187, 1963.

4) Elves, M. W., Roath, S. and Israels, M. C. G. : The response of lymphocytes to antigen challenge in vitro. The Lancet I : 806–807, 1963.

5) Zeitz, S. J. et al. : Specific response of human lymphocytes to pollen antigen in tissue culture. The J. of Allergy 38 : 321, 1966.

6) Cain, W. A. et al. : Development and function of the immunoglobulin producing system. J. Immunol. 102 : 671–678, 1969.

7) 矢田純一：ヒトリンパ球 subpopulation の分別，ヒツジ赤血球結合性リンパ球と補体結合性リンパ球の証明法．免疫実験操作法 II，日本免疫学会編，pp. 437–475, 1972.

8) Fu, S. M. et al. : Occurrence of surface IgM, IgD and free light chains on human lymphocytes. J. Exp. Med. 139 : 451, 1974.

9) Takatsuki, K. et al. : Adult T cell leukemia in Japan. In Seno, S. et al. Topics in Hematology. Excerpt Medica, Amsterdam, pp. 73–77, 1977.

10) Hinuma, Y. et al. : Antigen on an adult T-cell leukemia cell line and detection of antibodies to the antigen in human sera. Proc. Natl. Acad. Sci. U. S. A. 79 : 6476–6480, 1981.

11) Hinuma, Y. et al. : Antibodies to adult T-cell leukemia virus-associated antigen (ATLA) in sera from patients with ATL and controls in Japan : A nation-wide seroepidemiologic study, Int. J. Cancer 29 : 631–635, 1982.

12) 木下研一郎，ほか：成人 T 細胞白血病―リンパ腫は抗 ATLA 抗体陽性者から発生する．医学のあゆみ 13 : 665–666, 1984.

13) Poiesz, B. J. et al. : Detection and isolation of type C retrovirus particles from fresh and cultured lymphocytes of a patient with cutaneous T-cell lymphoma. Proc. Natl. Acad. Sci. U. S. A. 77 : 7415–7419, 1980.

14) Robert-Guroff, et al. : Detection of the human T-cell lymphoma virus p 19 in cells of some patients with cutaneous T-cell lymphoma and leukemia using a monoclonal antibody. J. Exp. Med. 154 : 1957–1964, 1981.

15) Robert-Guroff, et al. : Natural antibodies to human rerovirus HTLV in a cluster of

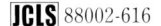

Japanese patients with adult T-cell leukemia. Science 215 : 975-978, 1982.

16) Seiki, M. et al. : Human adult T-cell leukemia virus : Complete nucleotide sequence of the provirus genome integrated in leukemia cell DNA. Proc. Natl. Acad. Sci. U. S. A. 80 : 3618-3622, 1983.

17) Yoshida, M. et al. : Monoclonal integration of human T-cell leukemia provirus in all primary tumors of adult T-cell leukemia suggest causative role of human T-cell leukemia virus in the disease. Proc. Natl. Acad. Sci. U. S. A. 81 : 2534-2537, 1984.

18) 下山正徳，編集：ATL（成人T細胞白血病．リンパ腫）周辺疾患．ライフサイエンスセンター，横浜，1983．

19) Yamaguchi, K. et al. : A proposal for smoldering adult T-cell leukemia : a clinicopathologic study of five cases. Blood 62 : 758, 1983.

20) 高月　清，ほか：成人T細胞白血病の臨床――臨床像の多様性．免疫と疾患 5 : 649-654, 1983．

21) Shimoyama M, et al : Diagnostic criteria and classification of clinical subtypes of adult T-cell leukemia-lymphoma. A report from the Lymphoma Study Group (1984-1987). Br J Haematol 79 : 428-437, 1991.

22) Osame, M. et al. : Chronic progressive myelopathy associated with elevated antibodies to HTLV-I and adult T-cell leukemia like cells. Ann. Neurol. 21 : 117-122, 1987.

23) 古賀庸之，ほか：血液疾患の臨床統計――悪性リンパ腫の臨床統計的解析．原研内科開設10周年記念誌，pp. 105-121, 1976．

24) 木下研一郎，ほか：血液学的にみた悪性リンパ腫の病像．(1)悪性リンパ腫（従来の"細網肉腫"）の白血化について．日本血液学会雑誌 44 : 1169-1177, 1981．

25) T．Bリンパ系腫瘍研究グループ：第4次成人T細胞白血病/リンパ腫（ATL）全国実態調査の報告――日本のATLの疫学的特徴――．癌の臨床 36 (3) : 431-444, 1990．

26) Tajima, K. and Kuroshima, T. : Estimation of incidence rate of ATL among ATLV carriers in Kyushu, Japan. Jpn. J. Clin. Oncol. 15 : 423-430, 1985.

27) 近藤俊文，ほか：一多発地帯におけるATLLの疫学．日網会誌 25 : 70, 1985．

28) 木下研一郎，ほか：長崎県内のATLウイルスキャリアーからの adult T-cell leukemia・lymphoma（ATLL）の発症率．長崎医学会雑誌 60 (1) : 56-60, 1985．

29) Catovsky, D. et al. : Adult T-cell lymphoma-leukemia in blacks from the West Indies. Lancet 1 : 639-642, 1982.

30) Gallo, R. C. et al. : Origin of human T-cell leukemia lymphoma virus. Lancet 2 : 962-963, 1983.

31) 日沼頼夫：新ウイルス物語，日本人の起源を探る．中公新書 789, 1976．

32) T・Bリンパ系腫瘍研究グループ：第8次成人T細胞白血病/リンパ腫（ATL）全国実態調査の報告――．癌の臨床 44 (3) : 381-397, 1998．

33) 田島和雄，ほか：図説臨床「癌」シリーズ 9, 66, メジカルビュー社，東京，1986．

第 2 章　成人 T 細胞白血病・リンパ腫 (ATLL) の名称と新分類の提案

I. ATL か ATLL か

　成人 T 細胞白血病 (Adult T-cell Leukemia：ATL) は病因ウイルスである HTLV-I が発見されて以来，病因論的立場から診断されるようになった。
　その結果，HTLV-I に関係した T 細胞性腫瘍は広義に ATL と呼ばれるようになった[1]。
　それはそれでわかりやすいのであるが急性型 (急性 ATL) の本態は白血化した悪性リンパ腫であり，HTLV-I 関連腫瘍を一括して呼ぶ際は ATLL とするのが学問的にも正しい呼び方であろう。
　悪性リンパ腫の病像を呈するものを ATL と呼ぶのは混乱を生じる。ATL と呼ぶようになったため，ATL 細胞が全身リンパ節に involve するなどと表現しているのをみかけることがある。このような表現の誤りをなくすためにも今後は ATLL と呼ぶべきである。ATL という場合は白血病に限るべきであろう。さらに，現在，急性型とリンパ腫型を全く同一疾患のように解釈している人が多いが両者は同じ HTLV-I が関係した T 細胞性腫瘍というだけであって，その病像は全く別の疾患ではないかと思えるほどの違いがある (第 4 章参照)。
　そういう点で今回の改訂でも初版[2]のごとく急性型 (急性 ATL) とリンパ腫型の病態生理の違いを詳しく解説した。

Ⅱ．ATLL の新分類の提唱

　ATLL の病型に関しては LSG による分類が 1991 年提案[1]されて以来，現在広く使用されている（表1）。著者らは今回の改訂では従来なかった ATLL の中心的存在である急性型の診断基準を作成した（表5）。急性型の初診時の特徴的な臨床・血液・検査・病理所見を組み合わせてその病像がイメージできるような基準を作成した。急性型の診断に最も関係するものは核変形の強い異常リンパ球の出現であるが全例に認められるものではない（本文参照）。そこで初診時の特徴的な所見に配点をつけて 5 点以上（項目 5 または 6 を含む）は急性型と診断できるようにした。

　この基準の客観性についてはわれわれがこれまで独自の基準で診断した 141 例の急性型にあてはめてその妥当性を検討した。その結果，約 90％以上はこの基準を満足するものであった。特に早急に治療が必要とされる急性型は 100％ この基準で診断できる。

　この基準を満たさないものはその経過が長いものや分類が難しい非典型例，節外性病変を伴ったものなどが含まれる。このような症例の多くは治療を急ぐ必要がないので症例ごとに各施設で治療法を決めていってよいであろう。

　リンパ腫型に関しては血中異常リンパ球の出現率を 4％ まで認め基準を少し甘くしている。そのため LSG 分類で急性型と診断されていたものがリンパ腫型になるものがでてくる。この程度の腫瘍細胞の出現はリンパ節が累々と腫脹し，リンパ節から溢出（over flow）[3]してくるものであり，臨床的にも悪性リンパ腫の病像を呈する。

　最終的に ATLL に含まれる病型は急性型，リンパ腫型，慢性型，皮膚型の 4 つの病型とし，くすぶり型 ATL は除外した。皮膚型をとりいれた一方でくすぶり型を除外した理由は以下に記している。

Ⅲ．慢性型（慢性 ATL）と皮膚型

　慢性 ATL の診断基準は LSG 分類に従っている。ただし，問題点として末梢血に核変形のある異常リンパ球が 10～20％ 程度であり，リンパ球系細胞の絶対数も 4,000/μl 以上あり，慢性型の診断基準に一致する症例の経過をみていると数年の間に異常リンパ球を含むリンパ球系細胞が減少して単なるキャリアといえるような血液像になるものがある[4]。そのような事実

表5 成人T細胞白血病・リンパ腫（ATLL）の病型分類

臨床・検査項目	【得点】	ATLL 急性型（　）：初診時陽性率	リンパ腫型	慢性型	皮膚型	pre-ATL
抗HTLV-Ⅰ抗体		＋	＋	＋	＋	＋
Ⅰ 臨床所見						
1.リンパ節腫大	【1】	＋（90％）	＋	±	－※	±
2.皮疹	【1】	＋（20〜30％）	±	±	＋	±※※
3.脾腫または肝機能異常を伴う肝腫大	【1】	＋（20〜30％）	±	±	－	－
Ⅱ 血液検査						
4.WBC＞10,000/μl	【1】	＋（90％）	±	＋	±	±
5.腫瘍細胞を含むリンパ球系細胞　A)数(/μl)	【1】	≧4,000	＜4,000	≧4,000	＜4,000	＜4,000
B)形態		大小不同の細胞		均一な細胞集団		
6.核変形のある異常リンパ球	【1】	≧5％	0〜4％	±	0〜4％	1〜15％
Ⅲ 生化学検査						
7.LDH（N＝正常上限値）	【2】	≧1.5N（50％）	上昇	＜1.5N 上昇：増悪期末期	＜1.5N 上昇：増悪期末期	正常
8.TP＜6g, Bil＞1mg, ALP上昇, GOT or GPT＞50のいずれか1つ	【1】	＋（40％）	±	－	－	－
9.補正血清Ca値（mg/dl）	【3】	≧11（20〜30％）	±	＜11	＜11 上昇：末期	＜11
Ⅳ 組織診断（細胞診を含む）						
10.組織学的または細胞学的悪性リンパ腫像	【2】	LN or skin 節外組織	LN	±	skin	－
Ⅴ 遺伝子診断						
Southern法によるモノクロナリティ		PB or LN	LN（リンパ節）	PB（末梢血）	skin	PB

注）1：急性型（急性ATL）の診断は抗HTLV-Ⅰ抗体陽性とⅠ〜Ⅳの10項目中（14点）の内、▨の項目5あるいは項目6を含む5点以上。
注）2：枠（□）で囲んだ項目は各病型診断の必須項目。
注）3：preATL：腫瘍性病変なし。
　※ リンパ節腫大がある場合は悪性リンパ腫ではないことが必須。
※※ 皮疹は紅皮症,紅斑などの非特異疹。

からすると血液中のリンパ球系細胞の絶対数を B-CLL と同じように 4,000/μl とするのかどうか今後の課題である。

慢性型の血液学的診断として重要なことは質的に均一なリンパ球系細胞の増加である（口絵写真 28）。

なお，初期の ATLL の全国調査では全体の 20％ が慢性型に分類されている。慢性型はそれほど多いものではない。その後の調査では約 8％ 程度となっている[5]。

皮膚型については LSG の分類に入っていないが初版[2]にも記しているように初発から皮膚病変を主徴として経過する症例が存在することは間違いない。皮膚病変は小結節から腫瘤形成に至るものまであるが比較的大きい皮膚病変を呈するものが多い[2]。

このような症例のなかには血中に少数の腫瘍細胞（4～5％）が出現することも多いが病変の主座は皮膚である。経過は急性型あるいはリンパ腫型よりも長いが 1.5～3 年の経過で急性 ATL となったり，感染症などで死亡する。その経過からいってもくすぶり型といえるものではない[7~9]。

今回の基準では診断を厳密にする意味で皮膚病変の病理組織診断とその部のプロウイルスのクロナリティの証明を診断の必須基準とした。

IV. くすぶり型と pre-ATL

著者らがこれまで pre-ATL[4)6]として報告してきた例は LSG 分類ではくすぶり型（20％）あるいは慢性型（40％）に分類されるが pre-ATL の約 40％ は異常リンパ球，5％ 未満でいずれにも分類されないものである。

くすぶり型 ATL の ATLL 発症率は 30％ 程度である。なかには異常リンパ球が減少していくものもある。このような症例を ATLL の病型分類のなかに含めるとくすぶり型といっても既に ATLL というイメージが強い。この病型でみられる異常リンパ球は白血病クローンではない。そういう意味からこのような症例はまだ腫瘍性増殖に到っていない状態であり，pre ATL と考えられる。

HTLV-I キャリアにみられる異常リンパ球の出現率は経年的に変動する[10)11]。したがって血液中の異常リンパ球が 2～3％ のものと 7％ の症例を 5％ の基準で分けておいてもあまり意味がない。

血液中に 2～3％ でも異常細胞が認識されたら Southern 法で HTLV-I プロウイルスのクロナリティを証明しておく方が客観的である[6]。

pre-ATL は将来 overt ATLL へ発展する potential をもった病型として把えておくのが妥

当と考え ATLL とは別項目[4)6)]として表5に附記しておいた。

Ⅴ．ATL/L と ATL・L，ATL-L，ATLL

　成人T細胞白血病/リンパ腫（ATL/L）の表現は正しいのであろうか。白血病とリンパ腫をスラッシュ（/）で結ぶ場合は白血病はリンパ腫のカウンター・パートであり同じ分化度の細胞であり同じ形態をしている。B-CLL とそのカウンター・パートの small lymphocytic lymphoma は chr lymphocytic leukemia/small lymphocytic lymphoma として表現される。また，胸腺由来の未熟な急性リンパ芽球性白血病は T-ALL/Lymphoblastic lymphoma であり，/の意味は or として使用されている。

　ATL・L，ATL-L，ATLL の方は and として使われる。成人T細胞白血病リンパ腫にはいろんな病型が含まれていることを考えれば ATL・L，ATL-L，ATLL の方が適切である。さらに大事なことは急性 ATL はリンパ腫型のカウンター・パートではないことである。第4章に詳しく述べているように急性 ATL は癌にたとえれば最初から白血病化するような増殖をする"分化型癌"であり，リンパ腫型は"未分化癌"に相当する[12)〜15)]。したがって正確にいうと急性 ATL はリンパ腫型の完全なカウンター・パートではない。そういう点からも ATL/L という使い方は適切ではない。口絵写真の15，16，17，18をみてもらいたい。リンパ節の組織像（細胞形態）から末梢血に出現した50万/μl にも及ぶ小型の白血病細胞が想像出来るであろうか。逆に末梢血の方からリンパ節でこれほど多数の大型 T-免疫芽球が増殖していることを予測出来ようか。

　この症例ほど，極端でなくても他の急性 ATL でもリンパ節の大・中の腫瘍細胞が小型の細胞になって白血化してくることが多い。その原因は癌化した腫瘍細胞がその発生母細胞の T細胞の免疫反応を模倣するからである[12)〜15)]。その一つの証拠として急性および慢性 ATL の白血病細胞はリンパ節へ再循環する機能をもっている（口絵写真11）[14)]。

　このように急性 ATL はリンパ節と末梢血の細胞形態に解離がみられることが多い。これに対し，リンパ節で増殖している大〜中型細胞がそのまま末梢血に出現する例は少なく，急性 ATL 全体の10〜20％程度であろう。このタイプはリンパ節で増殖した腫瘍細胞が溢出してくるような状態である。末梢血への腫瘍細胞の出現率も5〜30％程度であり白血球数も10,000〜15,000/μl 程度までしか増えない[14)]。

　従来の悪性リンパ腫の白血化に相当するものであり悪性リンパ腫的病像を呈する。

　白血球数が数万〜20〜30万/μl にもなるような急性 ATL はリンパ腫型とは基本的に生物学的増殖の違いがあり，急性 ATL はリンパ腫型のカウンター・パートではない。そのような意

味を含めて本書では ATL/L でなく ATLL という呼び方にした。

第 2 章　文　献

1) Shimoyama M, et al: Diagnostic criteria and classification of clinical subtypes of adult T-cell Leukemia-lymphoma. A report from the Lymphoma Study Group (1984-1987). Br J Haematol 79: 428-437, 1991.
2) 木下研一郎：ATL―病態・治療・予防―．新興医学出版，東京，1992.
3) 小島瑞，ほか編集：新分類による悪性リンパ腫アトラス．文光堂，東京，昭和56年
4) Kinoshita K. et al: Preleukemic state of adult T-cell leukemia: Abnormal T Lymphocytosis induced by human adult T-cell leukemia-lymphoma virus. Blood 66: 120-127, 1985.
5) T-Bリンパ系腫瘍研究グループ：第8次成人T細胞白血病/リンパ腫（ATL）全国実態調査の報告，癌の臨床，44 (3): 381-399, 1998.
6) Ikeda, S. et al: Detection of preleukemic state of adult T-cell leukemia (Pre-ATL) in HTLV-I carriers. Cancer Datection and Prevention 14: 431-435, 1990.
7) Kinoshita K. et al: Association of adult Human T-cell Leukemia Virus (ATLV/HTLV) with Mycosis Fungoides and Extranodal Cutaneous T-cell Malignant Lymphoma. The Journal of Kyushu Hematological Society 33 (1・2): 31-36, 1985.
8) 木下研一郎，ほか：ATL周辺疾患．皮膚科Mook No.8皮膚のリンフォーマ．pp. 222-234, 金原出版，東京，1987.
9) 黒木康雅，ほか：HTLV-Iと菌状息肉症との関連について―自検12例の検討―．臨床皮膚科 44 (15): 361-366, 1990.
10) 尼崎辰彦，ほか：Human T-cell leukemia virus (HTLV) carrier における末梢血リンパ球の形態学的観察．臨床血液 26: 1430-1435, 1985.
11) 樅田三郎，ほか：Human T-cell leukemia virus type-I (HTLV-I) carrier における末梢血リンパ球形態の経時的観察およびHTLV-I proviral DNAの検索．臨床血液 27: 1583-1589, 1986.
12) 木下研一郎，ほか：悪性リンパ腫の表面形質の研究．III．末梢血腫瘍細胞の形態からみたT-cell型悪性リンパ腫細胞の成熟・分化能―白血化の機序について―．日本網内系学会会誌 19: 295-304, 1980.
13) 木下研一郎，ほか：悪性リンパ腫の表面形質の研究．V．T-cell型悪性リンパ腫の成熟・分化能．日本網内系学会会誌 20: 229-239, 1980.
14) 木下研一郎，ほか：血液学的にみた悪性リンパ腫の病像．(1)悪性リンパ腫（従来の"細網肉腫"）の白血化について．日血会誌 44: 1169-1177, 1981．
15) Kenichiro Kinoshita et al: Climiical, Hematologic, and Pathological Features of Leukemic T-cell Lymphoma. Cancer 50 (8): 1554-1562, 1982.

第3章 成人T細胞白血病・リンパ腫(ATLL)の臨床
―血液・検査・病理―

I. ATLLの臨床症状

1. 初発症状

　ATLLはその名の通り成人に好発する疾患であり，子供にはみられない。
　これまでの最年少発生例は24歳である。40歳以上が96％をしめる。平均発症年齢は男女とも60〜70歳の間にあり，平均年齢は男性60.6歳，女性60.1歳である（図3）。男女比も1.16とほとんど変りがない。急性型とリンパ腫型の好発年齢は同じであるが，その自覚症状

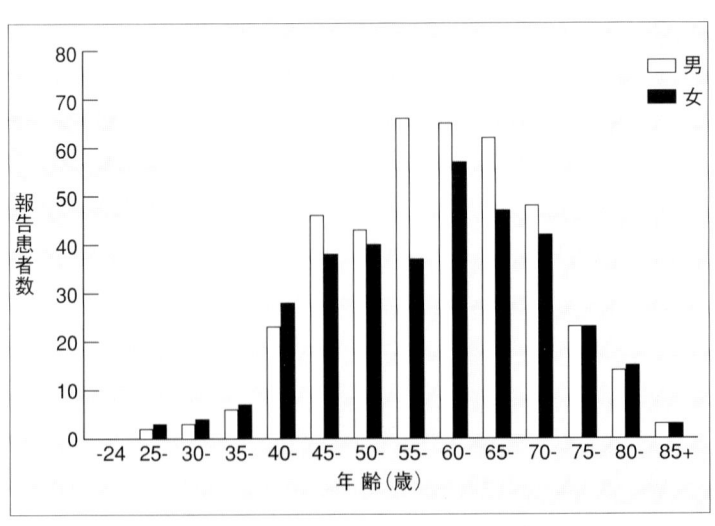

図3　報告患者の年齢分布（第8次調査）[43]

はかなり異なる。

　急性型の初発症状の特徴は、表在リンパ節腫大、白血病としての全身症状（発熱、全身倦怠感、食欲不振など）、皮膚病変が主要徴候となっている（表6）。

　また、急性型では全身症状が優位で、リンパ節腫脹があっても自覚していない場合が多く、リンパ節腫脹のみを初発症状とする例は意外と少ない。これは表在リンパ節腫脹が比較的小さいためである。実際に診察してみても急性型の約10％程度は表在リンパ節を全く触れない。これはリンパ腫型が、ほとんど全例リンパ節腫大に気づいて来院するのと対照的である（表6）。

　その他、急性型では皮疹が初発症状（約24％）となることも比較的多い。特に慢性型ATLでは皮疹が約半数例で初発症状となる。

　皮疹が初発症状となる場合は、当然皮膚科を受診しており、その際血液検査で白血球増多やATL細胞を指摘されて内科へ紹介されることもある。また免疫不全による感染症の合併（特に肺感染症が多い）が初発症状となったり（写真4）、まれには高Ca血症による意識障害のため搬入されることもある[1~3]。

　要約すると急性型の臨床症状は、T細胞白血病としての1）全身症状が優位で、これに2）リンパ節腫大、あるいは3）白血病細胞の浸潤による症状（皮疹、肝脾腫・腹腔リンパ節腫による腹部膨満感や黄疸、時には消化管・肺・髄膜浸潤による症状など）と、4）正常のT細胞が障害されて免疫不全による感染症（カリニ肺炎（写真4）、真菌症、帯状疱疹、サイトメガロウイルス感染など）がいろいろと組み合わされて出現してくる（第4章ATLLの病態生理参照）。

　一方、ATLLのリンパ腫型では、前述のように表在リンパ節腫に気づいて来院する例が大多数である。

　進行した状態ではこれに発熱・全身倦怠感・食欲不振などの全身症状が加わってくる。リンパ腫型では表在リンパ節だけでなく後腹膜リンパ節も累々と腫大し、肝浸潤を伴うことも多い。そのため、消化器症状（嘔気・嘔吐、腹部膨満感）や黄疸をみることもある[1~3]。

　表6に見るように急性型とリンパ腫型を比べると、急性型の方が多彩な症状を呈し重症であり、全身状態も悪い。

2． 他覚的所見 （表6）

　急性型とリンパ腫型の表在リンパ節腫大は、いずれもその90％に認められる。しかし、急性型ではリンパ節腫の大きさは一般に小さく、0.5～2cm程度のものが多い。これに対しリンパ腫型では累々と腫大してくる場合が多い。

　両者の初診時の表在リンパ節の最大径を比較すると、急性型では平均2.2cm、リンパ腫型では4.1cm程度である[4]。つまりリンパ腫型の方が約2倍大きい。急性型ではリンパ節が小

表6 ATLL の初発症状と他覚的所見

	急性型（84例）	リンパ腫型（58例）
初発症状		
リンパ節腫	22（26.2％）	44（75.8％）*
全身症状（発熱・倦怠感・食欲低下）	20（23.8）	8（13.8）
皮膚病変	20（23.8）	1（ 1.7）*
血液検査異常にて発見	9（10.7）	0（0）
高 Ca 血症による症状	4（ 4.8）	0（0）
黄　　疸	2（ 2.4）	1（ 1.7）
その他（呼吸器・消化器症状など）	7（ 8.3）	4（ 6.9）
理学的所見		
リンパ節腫	74（88.1％）	52（89.6％）
肝　腫　大	56（66.7）	19（32.7）*
肝機能異常を伴う肝腫	30（35.7）	12（20.7）
皮　　疹	43（51.2）	7（17.2）**
脾　　腫	24（28.6）	6（10.3）**
肝　脾　腫	19（22.6）	5（ 8.6）**

$*\ p<0.01$　　$**\ p<0.05$　（χ^2検定）

さく，なかには全く触れない例（約 10％）もあるので，先に記したようにその診断には注意を要する。そのほか急性型では肝腫大（67％）をみることが多く，その半数例では肝浸潤による肝機能障害を伴っている。脾腫は約 30％に認められ，20％の症例では肝脾腫もみられる。

　また，急性型の特異的病像のひとつである皮膚特異疹は初診時約 20％の症例にみられ，その経過中での出現例を加えると全体の 50％に皮膚特異疹が認められる。

　急性型の皮疹の形態は多彩であり，丘疹・紅斑・小結節が集簇性～散在性に認められる（写真 5）。まれには紅皮症の状態となることもある。瘙痒感は少ない。急性型の皮疹は通常小さく腫瘤形成には至らない[5]。

　一方，リンパ腫型では大きなリンパ節腫大が主要な他覚的所見である。しかし，約 30％の症例は同時に肝腫大を伴い，その半数では肝機能異常が認められる。同時に腹腔内，後腹膜リンパ節腫が累々としているのもリンパ腫型の特徴である。なお，リンパ腫型では皮膚特異疹をみることは少ない。

　このように ATLL のリンパ腫型の典型的な臨床症状は各部位のリンパ節が累々と腫大し，肝機能障害を伴った大きな肝腫大がみられたり，胸腹水などを伴っていることが多い。臨床的な印象としては，B 型細胞リンパ腫に比べると初診時すでに進行した状態で，重症感を受ける。

II. ATLLの血液所見

1. ATLLの血液像

通常の急性白血病はその発生場所が骨髄であるのに対し，ATLLの場合はリンパ節である。そのため急性白血病は貧血や血小板減少による出血傾向を呈するが，ATLLではそれらの症状は少ない。一方，ATLLはリンパ節に発生するので免疫不全を起こしやすい。

ATL細胞はリンパ節で発生・増殖し，輸出リンパ管，胸管を通って循環血中へと出現する（後述）[6]。血中に出現した腫瘍細胞は皮膚や肝・脾などに浸潤しやすい。骨髄にもある程度浸潤するが，一般に軽度であり造血障害を起こすことは少ない。

表7に急性型とリンパ腫型の血液所見を示した。急性型ではHb 10 g以下の貧血は10％以下である。また，10万以下の血小板減少も17％程度と比較的少ない。これに対し，白血球数は白血病細胞の出現に比例して増加する。少ないものでも正常範囲から50万/μl程度まで著増する。1～10万/μl程度の場合が多い（平均56,000/μl）。

ATL細胞はリンパ節で増殖し血中に出現するので，白血病細胞の出現が多いほどリンパ節腫大が小さい傾向がある。逆に，血中に出現する細胞が少ないとリンパ節が大きく，リンパ腫的な病像を呈する[4,7]。

ATL細胞の出現が多ければ白血球数は当然増加するが，なかにはATL細胞の出現よりも

表7 ATLLの血液学的所見

	急性型（84例）	リンパ腫型（58例）
末梢血		
貧 血（Hb≦10 g）	7（8.3％）	3（5.2％）
血小板減少（≦10×10⁴）	14（16.6）	4（6.9）*
白血球数	平均：56,320（0.4万～48万）	9例（白血病化）
＜10,000	8（9.5）	
10,000～50,000	48（57.1）	
50,000～100,000	15（17.8）	
100,000≦	13（15.5）	
白血病細胞	平均52.8％（10.0～99.5％）	0～2.0％
骨髄所見		
骨髄浸潤例	60/65例（92.3％）	7/40例（17.5％）**
骨髄中白血病細胞	平均30.1（0～100％）	

** $p<0.01$，* $p<0.05$ （χ^2検定）

正常の好中球や好酸球が増加することがある[8]。これは ATL 細胞がさまざまなリンフォカインを産生することによると考えられている。G-CSF や GM-CSF を産生すれば，それぞれ好中球や好酸球が著明に増加する。逆に骨髄低形成を呈し，汎血球減少となる例もあり，その原因は明らかではない。

　リンパ腫型では，病勢が活動性で拡がりが高度な例は著明な好中球増多症をみることが多い。同時にリンパ球減少症（$<1,000/\mu l$）を伴っている。また，リンパ腫型では初診時あるいは入院中に末梢血に数％程度の腫瘍細胞の出現をみることが多い。少数（1％）でも末梢血に腫瘍細胞があれば急性型とするという基準[9]に従えば，急性型と分類される割合が多くなる。

　さらにリンパ腫型では，1％程度の腫瘍細胞が出現したり消失したりすることもある。そのような際には急性型とするかリンパ腫型とするか判断が難しい。著者は今回の分類で4％までの出現はリンパ腫型と分類した。

2. 急性 ATL 細胞の特徴

　急性 ATL 細胞の特徴として，核変形が著明な白血病細胞の出現があげられている。典型的な例では梅花様の分葉をするものなどがあり，"花細胞"と呼ばれることもある[10]。

　しかし，耳朶血塗抹標本をみると核変形のほとんどない ATL 細胞もあり，末梢血に出現する ATL 細胞は形態学的にも多彩である。したがって，核変形がみられない白血病細胞だからといって急性 ATL が否定されるわけではない。また，小リンパ球様の成熟リンパ球が出現しながら急性 ATL の病像をとる場合もある。

　このように急性 ATL では白血病細胞の形態と病勢が一致しないことがあり，その経過の判定には慎重を要する。

　著者は約 100 例近い急性 ATL 症例の末梢血耳朶血標本を観察し，急性 ATL 細胞を以下の4型程度に分類できると考えている。

　1 核の変形した白血病細胞が出現し，容易に急性 ATL とわかる症例

（全体の 50％，写真 6）

　著者が観察した 88 人中 45 例にこのような細胞の出現がみられた。このなかには，写真 6 にみられるような花びら状の核をした典型的な急性 ATL 細胞から，核変形の比較的軽度なものまで含まれる。

　核の変形は，核に切れ込みを呈する切痕や核が 2 つに分葉したもの，あるいは複数の切痕があるもの，先の花弁状の核変形など多種であり，同一人の末梢血標本をみても上記のような各種程度の核異型のある細胞が混在しているのが普通である。

　また，時には写真 7 にみるような脳回状 cerebriform，あるいはクルミ殻状 convolution と形容されるような，核表面にすじ状の模様がみられる例もある。クルミ殻状核をもった細胞は Sézary 症候群や菌状息肉症などの皮膚のリンパ腫でよくみられる[11]が，皮膚病変が主

症状であるATLLでも出現することがある。

　2　**核変形のない急性ATL細胞**（ATLの約20％，写真8）

核変形がなく細胞の大きさが比較的均一な細胞が出現し，すぐには急性ATLとわかりにくい例である（88例中18例）。

成熟した核をもった中～大型の円形細胞や芽球様細胞が出現することもある（写真8）。臨床像においては**1**の典型例と差がない。

形態学的には急性ATLとの診断が難しいが，表面マーカーの検査でT細胞であれば抗HTLV-I抗体検査を行う。抗体陽性で高Ca血症などを合併していれば急性ATLとしてほぼ間違いない。最終的には白血病細胞中にHTLV-IプロウイルスのSouthern法で確認すれば診断が確定する。

　3　**小型（10μ程度）の白血病細胞が多い急性ATL**（約50％）

写真9にみるような成熟小リンパ球様細胞が出現することがある[12]。形態的には慢性ATLである。しかし，血清LDHが正常の1.5倍以上であれば急性増悪期と診断し治療した方がよい。

急性ATLでは先に記したように細胞形態と臨床経過が一致しないことも多いので注意を要する。

急性，慢性ATLの白血病細胞の特徴として核の変形した白血病細胞の出現が強調されているが，大中小の細胞が多数混在するのもATL細胞の特徴のひとつであり診断の参考になる（口絵写真18）。特に白血球数が多くなると小型の白血病細胞が目立ってくる。この中には核変形のないものや口絵写真17のように核変形のあるものもある。**1**と重複すると急性ATLの50％を越えるほどにもなる。

　4　**Burkitt細胞様の急性ATL**（約5％，写真12）

好塩基性の胞体の中に空胞をもった大型細胞が出現し，一見Burkitt細胞様にみえる例である。細胞が壊れやすく核影となっていることが多い。

皮膚病変が主要症状となるATLL（皮膚病変型）の末期や超急性のATLLの場合にみられる。

また，ATLL細胞はCD4陽性のヘルパー/インデューサー細胞であるため，CD8陽性のサプレッサー/サイトトキシック細胞に見られるような胞体内にアズール顆粒がない点も参考になる。なお，上記のような末梢血ATL細胞の分類は耳朶血塗抹標本を観察した結果である。

最近の日常臨床検査では，EDTA採血したものを塗抹して鏡検判定される。EDTA採血後2～3時間室温に放置しておくと核変形の少ないATL細胞（写真13）も人工的に分葉してくることが多い（写真14）。

ATLL多発地帯では，分葉した細胞が出現して急性ATLでないかと血液検査技師が戸

惑うことがある。そのような際には耳朶血標本を見る必要がある。単に正常リンパ球にすぎないことも経験する。

なお，ATLL細胞を電子顕微鏡で観察すると，細胞の切断面がみられるために核の分葉・変形が一段と明瞭となり，Sézary細胞様の奇怪な核形態が認められることが多い。

3. 急性ATLの骨髄所見

白血病という概念は，従来から骨髄で発生増殖して血中に出現してくる悪性腫瘍と考えられてきた。その点では急性ATLは先に記したようにリンパ節で発生・増殖して血中に出現してくるものであり，これまでの"白血病"の概念とはやや趣を異にしている。

リンパ節から血中に出現してきた白血病細胞が骨髄に浸潤・増殖するのではなく，単に流入するにとどまることも多い。なかには骨髄中にほとんど急性ATL細胞がみられない例もある（表7）。一般に急性ATLの骨髄像は正常の骨髄細胞のなかに急性ATL細胞が混在している状態である。

表7にみられるように，急性ATLでは骨髄に浸潤する例は多いが（60/65≒92.3％），骨髄細胞中に占める急性ATL細胞の比率は平均30％程度（10〜100％）と少ない。したがって急性ATLでは末梢血の方が骨髄標本よりも診断的意義が大きい。

ATLLのリンパ腫型では骨髄に浸潤する例は急性ATLに比べると少なく（全体の約20％），また骨髄内腫瘍細胞の比率も低いのが普通である。

Ⅲ. ATLLの検査成績

1. 生化学検査

初診時の急性型とリンパ腫型の検査成績を表8に示している。全ての項目とも急性型の方がリンパ腫型よりも悪く重症であることを示している。すなわち，急性型の検査成績の特徴として，1）栄養状態を反映する血清総蛋白（TP）が低い，2）他の白血病やリンパ腫に比べて腫瘍の増殖と拡がりを表す血清LDHの上昇や，肝への浸潤による肝機能異常の頻度が高い，3）高Ca血症の合併，4）細胞性免疫能の低下，などがあげられる。

表8にみられるように，初診時のTPが6g以下の例は急性型の約40％を占める。初診時の栄養状態が低下しているためにperformance statusが悪く，急性型の治療を困難にする原因となっている[13]。

血清LDHは急性型の病勢と予後を判定するのにきわめて重要な検査項目である。

表 8　ATLL の初診時検査成績

血液生化学	急性型（55 例）	リンパ腫型（44 例）
TP＜6 g	38 %	18.2 %*
GOT or GPT＞50	45.5	18.2 *
Bil＞1 mg	23.4	9.1 *
ALP 上昇	36.5	9.1 *
Ca≧11 mg	20.3	18.2 注)
LDH≧500 U	87.0	66.0 *
500〜700	32.6	25.0 *
700〜1000	17.4	20.5
≧1000	37.0	20.5

LDH（正常値 50〜400 U：Wroblewski-LaDue 法）　　* $p<0.05$
注）第 8 次全国調査では 36.2 % vs 18.8 %

　急性 ATL では血清 LDH はその 90 % が 500 U 以上であり，500 U 以下のものは病勢が緩徐で慢性に近い経過をとる．これに対し，LDH 700 U 以上の上昇例では病勢が進行性であり，速やかに治療した方がよい．
　血清 LDH が高いものほど一般に予後が悪い．
　LDH はこれまでも白血病や悪性リンパ腫の重要な予後因子となることが報告されているが[15]，著者の経験でも血清 LDH は末梢血およびリンパ節の腫瘍細胞の DNA 標識率とよく相関する[14]．このことは血清 LDH が腫瘍細胞の増殖能をよく表わすパラメーターであることを意味している．
　急性型では肝機能異常を伴う肝腫大がみられることが多い．肝機能異常はビリルビン，GOT，GPT，ALP の軽〜中等度の上昇と時には γ-GTP，ALP の異常を示し，肝内閉塞を示唆する肝機能異常をみることが多い．リンパ性白血病と同様に腫瘍細胞の門脈域への浸潤を認める．時には肝門部リンパ節腫が著明で閉塞性黄疸の状態を呈することもある．このような場合には初診時から著明な黄疸を呈し，肝疾患と間違えられることがある．
　このほかに急性型の検査成績の特徴の 1 つとして，高 Ca 血症の合併が高いことがあげられる[16,17]．高 Ca 血症による意識障害を主訴として入院してくる例も急性型の約 5 % にみられる．ATLL 多発地帯では 15 mg を超える高 Ca 血症による意識障害の場合は，ATLL を最初に疑う必要がある．ATLL の未治療例では約 20 % が Ca 値 11 mg/dl 以上の上昇例である．さらに急性型の経過中に出現する高 Ca 血症は全体の半数にもおよぶ．高 Ca 血症は急性 ATL 細胞が増加したり，LDH が上昇するなどの病勢の進行に伴って出現してくる[17]．
　骨 X-Ray では，全身性びまん性骨吸収像や，孤立性の大きな骨破壊像，時には多発性の骨打ち抜き像が頭蓋骨や四肢骨などにみられる．このように全身骨に広範囲にわたって骨吸収・破壊像が著明な例では，血清 ALP が著明に上昇している．

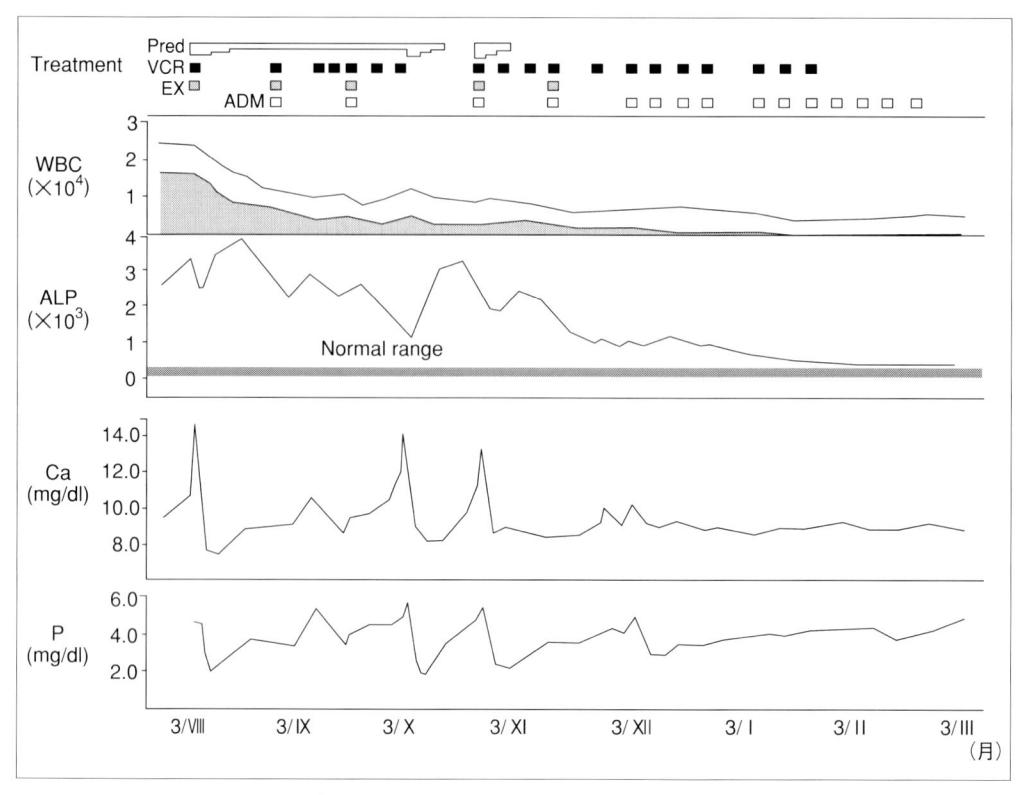

図4　急性ATLの高Ca血症と各種パラメーターの変動

　血清Ca値とALPやPの関係をみると，高Ca血症発症時には同時に血中Pの上昇がみられ，抗がん剤によってCa値が改善するとPも正常化するが血清ALPは上昇し，高Ca血症が再発するとALPは減少するという変化を示し，血清Ca値とALPの間に負の相関が認められる（図4）。このような負の相関は，化学療法によって腫瘍細胞が減少した後の骨修復機転としての骨芽細胞（osteoblast）の増生によるALPの増加を反映しているものと考えられる[17]。写真24は四肢骨と頭蓋骨にびまん性の骨吸収像がみられた45歳の男性で，入院時白血球数25,000/μl，血清ALPは著明に上昇，入院後高Ca血症がみられた症例である。図4に示してあるように化学療法後の動きをみると血清CaとP値は共に増減し，ALPは逆比例をしている。

　また，高Ca血症例の骨髄組織をみると，腫瘍細胞の浸潤と共に骨梁の萎縮・破壊をきたしている例が多い。骨の破壊像がある例では，骨梁に沿って多数の破骨細胞（osteoclasts）の増生が認められる[17,18]（写真25）。

　悪性腫瘍に伴う高Ca血症は表9に示したように大きく2つに分けられる[19]。

　1つは腫瘍の骨転移による局所での直接的・間接的な骨吸収・破壊の亢進によるもの（local

表9　悪性腫瘍に伴う高 Ca 血症

LOH : Local osteolytic hypercalcemia		
多発性骨髄腫	OAF	
乳癌の骨転移	PG	local factor
など	など	

HHM : humoral hypercalcemia of malignancy		
肺　　癌	PTH 様物質	
頭頸部癌	成長因子様物質	
腎　　癌	ビタミンD代謝物	systemic factor
悪性リンパ腫	など	
など		

osteolytic hypercalcemia : LOH) である。第2は，腫瘍細胞が産生する液性因子によって全身的な変化が起こる場合 (humoral hypercalcemia of malignancy : HHM) である。

　LOH は多発性骨髄腫や乳癌の骨転移などである。多発性骨髄腫の場合は骨髄腫細胞が産生する osteoclast-activating factor (OAF)[20] が高 Ca 血症の重要な因子と考えられている。HHM では腫瘍細胞からの液性因子によって破骨細胞が刺激され，骨吸収の促進に働く。悪性腫瘍に伴う高 Ca 血症の大半は HHM であるといわれる。最近の研究では従来いわれていた PTH の産生は腫瘍細胞に PTH の mRNA が認められないことから否定的である。

　しかし，PTH そのものではないが，PTH と構造的に類似するだけでなく，その生物学的特性も PTH と多くの点で類似する PTH-related protein (PTHrP)，あるいは PTH like peptide (PTHLP) が ATL 細胞から産生されることが明らかにされている[21]。

　急性型のリンパ腫型の検査成績においても，低蛋白血症や高 Ca 血症，LDH の上昇，ビリルビンの増加など急性型と共通の異常がみられる。しかし急性型に比しこれらの検査異常の発生頻度は少なく，またその程度も軽いのが普通である。たとえば急性型では血清 LDH 500 単位以上の上昇例はおよそ 90％になるのに対し，リンパ腫型では 70％程度である。また，急性型では半数例にみられる高 Ca 血症の出現率もリンパ腫型では 30％程度と少ない。肝機能異常の発生頻度も急性型に比べると少ない。

　このような急性型とリンパ腫型の検査成績の違いは，急性型が悪性リンパ腫の白血化例であると考えれば当然の現象といえる。そのため，急性型よりもリンパ腫型の方が治療しやすく平均生存期間も長いのが普通である。

2. ATLL と可溶性 IL-2 レセプター (sIL-2R)

　ATLL の発症に IL-2 と IL-2 レセプターの相互作用が重要な役割を果たしており，実際 ATLL 細胞表面には IL-2 レセプター (Tac 抗原 CD25) が密に発現している。また血漿中には可溶性 IL-2 レセプター (sIL-2R) として多量に放出されている。サンドイッチ酵素免疫吸

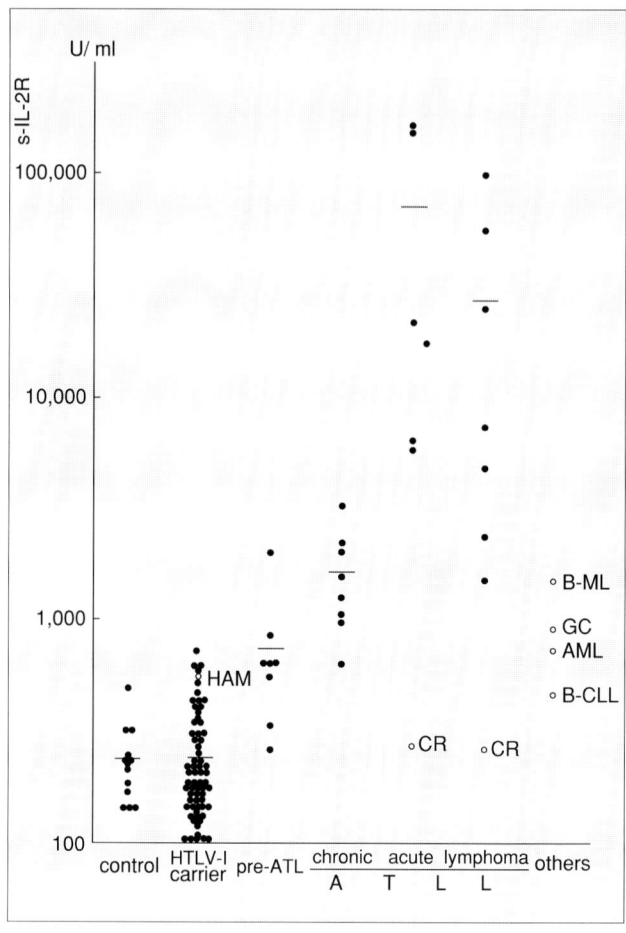

図5 各種病態・病型における血清 s-IL-2R 値の分布
AML：acute myeloid leukemia
B-CLL：B-cell chronic lymphocytic leukemia
B-ML：B-cell malignant lymphoma
HAM：HTLV-I associated myelopathy
GC：gastric cancer（＋undifferentiated carcinoma）
CR：complete remission

着測定法による血清中の sIL-2R 測定が開発され，臨床に利用されると非常に有用な ATLL の腫瘍マーカーであることが判明してきた。

図5に各種病態・病型における血清 sIL-2R 値の分布を示した[22]。10％ IL-2 で4日間刺激した正常ヒト IL-2 依存性 T 細胞培養から得られる培養上清中の sIL-2R 濃度を 1,000 U/ml と定めてある。健康人は 231±97（平均値±SD）U/ml，HTLV-I キャリア 236±137 U/ml で両者に差はない。pre-ATL では平均 731（259〜1,987）U/ml と有意に上昇する。ATLL では慢性型平均 1,621（639〜3,239）U/ml，急性型平均 70,697（5,814〜160,550）U/ml と

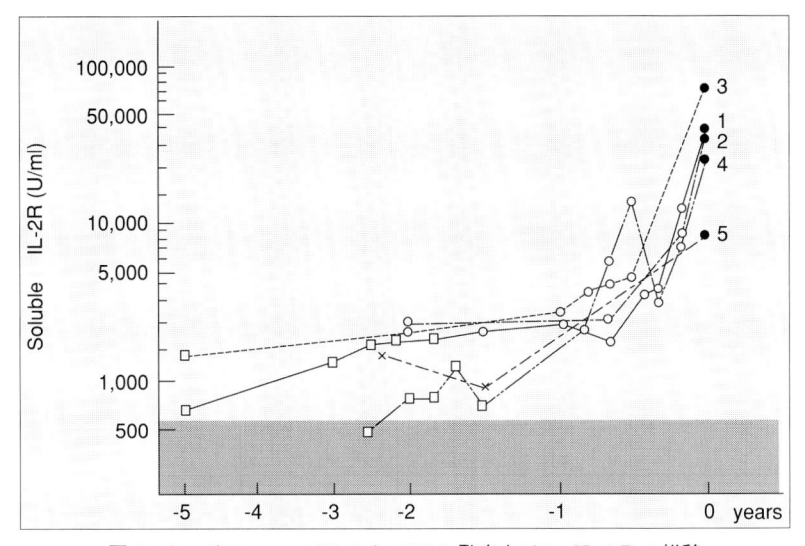

図6 キャリア・preATL から ATLL 発症までの sIL-2R の推移
×：キャリア
□：preATL（異常リンパ球<5％）
○：くすぶり型 ATL（異常リンパ球≧5％）
●：急性 ATL
▨：正常範囲

病勢とともに著明に増加する。リンパ腫型は平均 27,210（1,505～94,800）U/ml で，慢性型の分布から急性型の分布にかけての幅広い分布となる。他の悪性腫瘍・自己免疫性疾患・ウイルス感染症などでも上昇がみられるが，その値はせいぜい 2,000～3,000 U/ml 止まりである。

sIL-2R が非常に敏感な ATLL の腫瘍マーカーであることは，LDH が正常域にあることの多い pre-ATL や慢性 ATL でも、個々の病勢を反映した高値の sIL-2R 値を示すことから類推できる。sIL-2R 値とリンパ節腫脹・肝脾腫・皮膚病変などの身体所見や末梢血 ATL 細胞数・LDH・Ca 値などの検査所見との，あるいは予後との相関を分析した結果も sIL-2R が優れた腫瘍マーカーであることを実証している。

HTLV-1 キャリアや pre-ATL から徐々に進行し，subclinical な状態を経て overt ATLL を発症した症例の血清 sIL-2R を経時的な変化を示したものが図6である[23]。発症前になると急速な sIL-2R の上昇がみられる。これは sIL-2R が HTLV-1 キャリアや pre-ATL 患者の経過観察を行うとき，ATLL 発症をモニターする有益な指標となることを示すものである。

ATLL の治療効果をみる場合でも sIL-2R は重要な指標となる。治療により LDH の正常化があり，他の臨床所見も改善しているときの sIL-2R 値は重大な意味をもつことになる。sIL-2R の正常化があれば治療効果は期待できるが，治療後の sIL-2R の低下が不十分な場合，すぐにも ATLL の病勢の再増悪があると判断せざるを得ない。長期に完全寛解を維持していた

症例ではその時期のsIL-2Rは正常域にあった。

　ATLLの経過をみるときLDHが重要な意味をもつことは周知のことである。しかし，LDHが正常域にあるsubclinicalなATLLではLDHから得る情報には限界があり，新たな腫瘍マーカーが必要である。また，ATLLを治療したあとLDHが正常化したとき，その治療効果の質をみるにはより鋭敏な指標が必要になってくる。このような場合のATLLの腫瘍マーカーとしてsIL-2Rは簡便かつ有用性の高い検査として登場し，保険診療に収載されてから，広く臨床現場で使用されている。

Ⅳ．ATLL細胞の表面抗原と機能

　1979年，モノクローナル抗体を用いることによってヒトT細胞の分化段階や機能が異なるT細胞サブセットを識別可能であることが明らかにされた[24]。その後，国際ワークショップによりCluster of Differentiation（CD）分類されるモノクローナル抗体の種類は回を重ねるご

表10　ATLLの診断に利用されるモノクローナル抗体

CD番号	抗原分子	認識されるT細胞	ATLL細胞の反応性
CD1	gp43, gp49	胸腺皮質細胞	(−)
CD2	gp50 (E-rosette R)	汎T細胞	(+)，まれに (−)
CD3	gp20-50	汎T細胞	(+) 弱陽性
CD4	gp59 (HLA Class II R)	Ti/Th細胞	(+)，まれに (−)
CD5	gp67	汎T細胞	(+)
CD7	gp40 (Fc μ R)	汎T細胞	(−)，時に (+)
CD8	gp32 (HLA Class I R)	Ts/Tc細胞	(−)，時に (+)
CD25	gp55 (IL-2R α鎖)	活性化T細胞	(+)
CD26	gp110 (dipeptidylpeptidase IV)	活性化T細胞	(−)
CD29	gp130 (VLA1 β鎖)		(+)，時に (−)
CD30	gp105-120 (Ki-1抗原)	活性化T細胞	(−)，時に (+)
CD45RA	gp205-220 (白血球共通抗原)	naive T細胞	(−)，まれに (+)
CD45RO	gp180 (白血球共通抗原)	memory T細胞	(+)，まれに (−)
CD95	gp40-50 (APO-1, Fas)		(+)
CD124	gp140 (IL-4R α鎖)		(−)〜(+)
CD127	gp75 (IL-7R α鎖)		(+)〜(−)
その他			
HLA-DR	HLAのDR抗原	活性化T細胞	(+)
TCR αβ	T細胞レセプター αβ鎖		(+) 弱陽性
TCR γδ	T細胞レセプター γδ鎖		(−)
CCR4	ケモカインレセプター		(+) 皮膚浸潤と相関？
CCR7	ケモカインレセプター		(+) リンパ節腫大と相関？

とに増加し，第7回のワークショップ（2000年6月）では実に246種類に達している。現在モノクローナル抗体はTリンパ増殖性疾患のみならず，さまざまな造血器悪性腫瘍を診断する上において欠かせない存在となっている。表10にATLLの診断上重要であると思われるモノクローナル抗体と，それぞれの抗体によって認識される抗原および細胞を示した。

　T細胞の範疇に入る細胞は，胸腺レベルまたはそれ以前の未熟な細胞と，末梢血やリンパ節などに存在する成熟した細胞に大別できるが，ATLL細胞は例外なく成熟したT細胞に由来する。また，T細胞レセプター（TCR）は常にα鎖・β鎖のヘテロダイマーであり，γ鎖・δ鎖のヘテロダイマーを示す症例はない。典型的なATLL細胞の表面抗原はCD1−・CD2＋・CD3＋・CD4＋・CD5＋・CD8−・CD25＋であり，成熟し活性化されたhelper/inducer T細胞のマーカーを示す（図7）。しかし一部の症例はCD2やCD5の欠損，double positive（CD4＋・CD8＋）やdouble negative（CD4−・CD8−），CD8−single positive（CD4−・CD8＋）などの特異な表面抗原を示し（図8），このような症例の予後は一般に不良である[25),26)]。時には経過中，特に増悪時または再発時に表面抗原が変化することがあり，CD4−single positiveからdouble ptsitiveに変化したり，CD4が欠損してdoble negativeになることがある[27),28)]。CD4陽性細胞をmitogen刺激することによってCD8 α鎖の発現を誘導することが可能であり，またCD8陽性ATLL症例の多くはCD8 α鎖のホモダイマー（CD8 $\alpha\alpha$）であることから[29)]，ATLL細胞上のCD8抗原はCD4陽性細胞が活性化された結果であるとも解釈される。しかしまれではあるが，CD8 $\alpha\beta$のヘテロダイマーを示す症例が存在し[29)]，その細胞の由来が注目される。ATLL細胞のCD3・TCR complexは正常のT細胞よりも減弱していることが多く[30)]，これもATLLの特徴の一つとされる。成熟T細胞はCD45RAおよびCD45ROに対する反応性によって，CD45RA＋のnaive T細胞と，CD45RO＋のmemory T細胞に分類されるが，ATLL細胞の多くはCD45RO＋・CD45RA−であり，memory T細胞に由来する（最近の20例での検討では，CD45ROのみ陽性が17例，CD45ROおよびCD45RAのいずれも陽性が2例，CD45RAのみ陽性が1例であった）[35)]。

　ATLL細胞はhelper/inducer T細胞のマーカーを示し，またB細胞を分化させるサイトカインであるIL-6を分泌するにも関わらず，*in vitro*の実験系では単独でB細胞の分化を強く抑制する[31),32)]。この解離の詳細な原因は現在も明らかにされていないが，ATLL細胞はIL-6に限らずIFN γ，IL-8，M-CSF，GM-CSF，MIP-1 α（LD78），TNF-αなどのさまざまなサイトカインやケモカインを分泌しており[33),34)]，このような無秩序な産生が抑制の原因となっているのかもしれない。

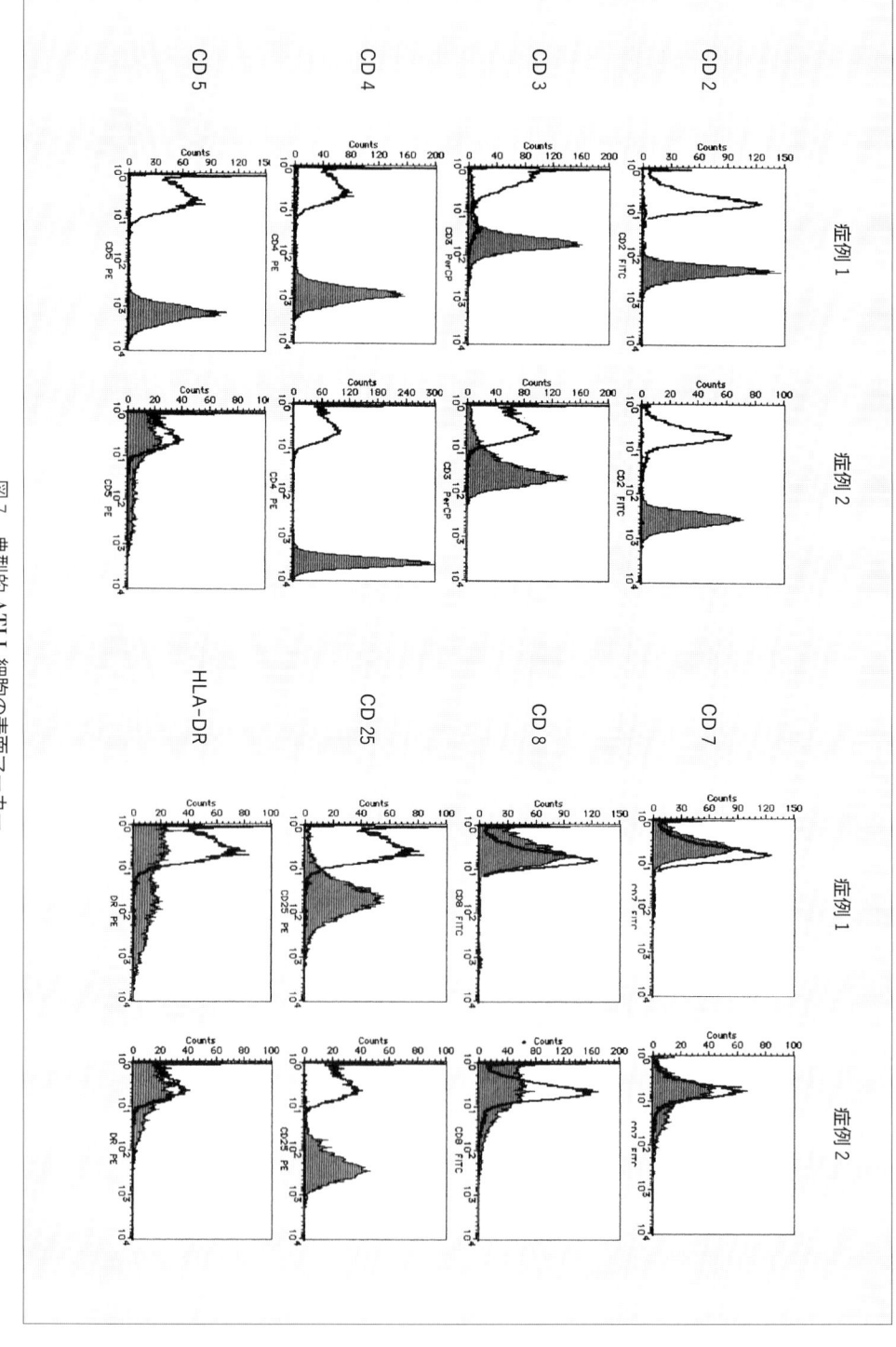

図7 典型的 ATLL 細胞の表面マーカー

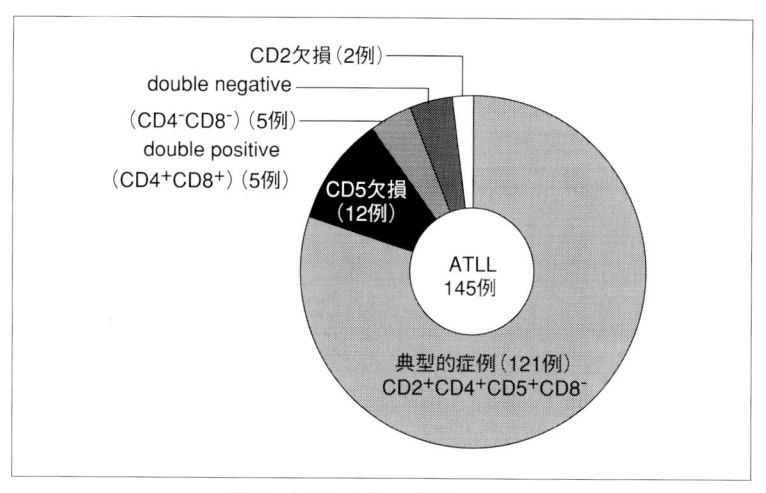

図8 ATLL細胞の表面マーカー

V. ATLLの病理

1. リンパ節組織像

　欧米では悪性リンパ腫細胞の起源はB細胞が多いのに対し，日本では逆にT細胞リンパ腫の比率が多い[36]。特に九州地方ではATLLが多いためにT細胞リンパ腫が全体の70～80％程度を占める。T細胞リンパ腫の内，HTLV-Iが関係したATLLはその約70％である。したがって，ATLL多発地帯では悪性リンパ腫の約半数がATLLである[37]。

　一方，日本の悪性リンパ腫の新しいLSG分類は，ATLLのリンパ節組織像のなかに多彩な組織像を呈する多形細胞型 pleomorphic type（写真10）が存在することが認識されたことに始まる。

　1979年，須知ら[38]を中心とした悪性リンパ腫研究グループ（Lymphoma Study Group：LSG）によってLSG分類が提唱された（表11）。その分類の基準は，浸潤・増殖する細胞がびまん性か結節性かによって，びまん性リンパ腫と沪胞性リンパ腫に大別する。結節性の増殖パターンをとる場合はB細胞リンパ腫である。次にその構成細胞の大きさによって大・中・小細胞に分け，それぞれ増殖する細胞が多ければ大細胞型，中細胞型，小細胞型に，また大・中・小細胞が混合していれば多形細胞型，大・中細胞が増殖していれば混合型とする客観的な判定法となっている。なお中細胞型の腫瘍細胞の大きさは，その核が小リンパ球よりも大きく，

表11 LSG 分類

I. 濾胞性リンパ腫 follicular lymphoma		
1. 中細胞型 (B)	medium-sized cell type	
2. 混合型 (B)	mixed type	
3. 大細胞型 (B)	large cell type	
II. びまん性リンパ腫 diffuse lymphoma		
1. 小細胞型 (B, T)	small cell type	
2. 中細胞型 (B, T, N)	medium-sized cell type	
3. 混合型 (B, T)	mixed type	
4. 大細胞型 (B, T, N)	large cell type	
5. 多形細胞型 (T_2)	pleomorphic type	
6. リンパ芽球型 (T_1)	lymphoblastic type	
7. Burkitt 型 (B_1)	Burkitt type	

食細胞または血管内皮細胞のそれよりも小さいものとしている。この分類の特徴はATLLのリンパ節組織像として、特異な病型である多形細胞型を取りあげていることである。

多形細胞型の特徴は不整な核（あるいはクルミ殻状核）をもった大小の細胞の増殖と、Reed-Sternberg 型巨細胞を思わせる巨細胞を混ずるなど多彩な像を呈する点にある。多形細胞型は Reed-Sternberg 様巨細胞を混ずるため、以前は Hodgkin 病として分類されることも多かった。しかし Hodgkin 病とは異なり、背景にあるリンパ球様細胞は核の変形や不整がみられる腫瘍細胞である[39]。

ATLL のリンパ節組織はこれまでいろいろな分類がなされていたが、多形細胞型は Rappaport 分類では histiocytic type と診断されることが多かった。また、ATLL は従来日本に多いとされていた細網肉腫と診断される例も多く、昭和40年代に長崎大学で診断された細網肉腫の30％は白血化した症例であった。それらのほとんど全ては現在の急性型である（表3）。写真15の病理組織像はほとんどの病理学者が、Rappaport 分類の histiocytic type に、日本の分類では細網肉腫と診断していたものである。

今回の新悪性リンパ腫アトラス[40]では T 免疫芽球型リンパ腫に分類される（Updated Kiel 分類）。しかし、末梢血には写真17にみられるような小型の細胞を主体にした大小の細胞が50万/mm³近くも出現した急性型であった。リンパ節と末梢血の白血病細胞を総合すると多形細胞型となる。

LSG 分類では、急性型の約40％程度が多形細胞型に分類される。次いで中細胞型が30％程度を占め、残りを大細胞型や混合型が占める。著者が経験した急性型とリンパ腫型のLSG分類は表12のようになっている。

急性型とリンパ腫型の組織像の違いは、**急性型では多形細胞型＞中細胞型＞大細胞型**の順である。これに対し、逆に**リンパ腫型では大細胞型＞中細胞型＞多形細胞型**の順になっているこ

表12 ATLLのリンパ節病理組織像 (LSG分類)

	例数	急性型	リンパ腫型	白血化 (%)
小細胞型	4	4	0	4/ 4 (100)
混合型	8	5	3	5/ 8 (62.5)
多型細胞型	37	30	7	30/37 (81)
中細胞型	40	24	16	24/40 (60)
大細胞型	36	9	27	9/36 (25)
IBL-like	3	1	2	1/ 3 (33)
Lennert 型	1	0	2	1/ 3 (33)
Dermatopathic, etc.	4	4	0	4/ 4 (100)
計	133	77	56	77/133 (58)

表13 WHO分類 (2001年 成熟T細胞, NK細胞腫瘍のみ)

成熟T-細胞・NK細胞腫瘍
　白血病型/汎発性
　　T-前リンパ球性白血病
　　T-大顆粒リンパ球性白血病
　　進行性NK細胞白血病
　　成人T細胞白血病/リンパ腫
皮膚型
　　菌状息肉症
　　セザリー症候群
　　原発性皮膚未分化大球性リンパ腫
　　lymphomatoid papulosis

とである。このことは後で述べるように，大型細胞の単調な増殖の場合はリンパ節内で増殖し，リンパ腫的な病像を呈し白血化をしにくいことを示している。

なお，ATLLの病理診断についてはここ10年間に提案されたREAL分類 (1994)[41]およびWHO分類[42] (2001) ではHTLV-Iに関係したものはすべてATL/Lに一括して分類されている (表13)。ATLLの病理の成立過程は次章に詳しく記しているので参照願いたい。

2. 皮疹の病理組織像

ATLLにみられる皮膚病変は，丘疹状のものから紅斑，小結節ないし腫瘤形成，紅皮症など多彩である (写真5, 29)。これらの皮疹は急性型の約40〜50%，リンパ腫型では20%程度に出現する (表6)。一般に結節状のものや腫瘤形成などの大型の皮膚病変は，リンパ腫型や皮膚のみに病変が認められるATLLの皮膚病変型に多い[5]。

組織学的には，リンパ節や血中にみられるのと同様の腫瘍細胞が，真皮上層にびまん性に浸潤している。丘疹や紅斑性皮疹では腫瘍細胞の浸潤は比較的軽度であり，結節や腫瘤形成性となると真皮から皮下組織にかけて板状に浸潤増殖している。浸潤細胞には核の変形が目立つも

のが多い（写真30）。表皮内にも多くの例で浸潤がみられ，Pautrier微小膿瘍を形成する。

　Pautrierの微小膿瘍は，菌状息肉症やSézary症候群などの皮膚原発の悪性リンパ腫にも特徴的といわれていたが，ATLLでもみられるので両者の鑑別点とはならない。

第3章　文献

1) 野村紘一郎，ほか：T細胞リンパ腫の特徴と臨床．内科 48：27-34, 1981.
2) 松元　実，ほか：ATLの臨床像概説．免疫と疾患 5：621-628, 1983.
3) Kinoshita, K. et al.: Adult T cell leukemia-lymphoma in the Nagasaki district. GANN Monograph on Cancer Research. pp. 167-184, Japan Scientific Societies Press, Tokyo, 1982.
4) 木下研一郎，ほか：悪性リンパ腫の表面形質の研究（VI）—Adult T-cell leukemiaのリンパ節は何故小さいか—．日本網内系学会会誌 21：249-252, 1981.
5) 木下研一郎，ほか：ATL周辺疾患．皮膚科 Mook No. 8 皮膚のリンフォーマ．pp. 222-234, 金原出版，東京，1987.
6) 木下研一郎，ほか：血液学的にみた悪性リンパ腫の病像．(2)成人T細胞白血病患者における胸管ドレナージの試み―白血病細胞の血中流入経路について―．日本血液学会雑誌 46（5）：1070-1076, 1983.
7) Kinoshita, K. et al.: Clinical, hematological and pathological features of T-cell leukemia-lymphoma in the Nagasaki district. Acta. Haematol. Jpn. 44：1431-1443, 1981.
8) Yamamoto, S. et al.: Absolute neutrophilia in adult T cell leukemia. Jpn. J. Cancer Res. (Gann) 77：858-861, 1986.
9) Shimoyama M, et al.: Diagnostic criteria and classification of clinical subtypes of adult T-cell leukemia-lymphoma. A report from the Lymphoma Study Group (1984-1987). Br J Haematol 79：428-437, 1991.
10) Shimoyama, M. et al.: Atypical adult T-cell leukemia-lymphoma: Diverse clinical manifestations of adult T-cell leukemia-lymphoma. Jpn. J. Clin. Oncol. 13：165-188, 1983.
11) Lutzner, N. A. et al.: Ultrastructure of abnormal cell in Sézary syndrome. Blood 31：719-726, 1968.
12) 木下研一郎，ほか：悪性リンパ腫の表面形質の研究．V. T-cell型悪性リンパ腫の成熟・分化能．日本網内系学会会誌 20：229-239, 1980.
13) Shimoyama, M. et al.: Major prognostic factors of adult patients with advanced T-cell lymphoma/leukemia. J. Clin. Oncol. p：1088-1097, 1988.
14) 木下研一郎，ほか：Adult T-cell leukemia-lymphoma（ATLL）の臨床的問題点(1) Adult T-cell leukemia（ATL）の予後因子と治療方針について．臨床血液 24：818-825, 1983.
15) Kornberg, A., Polliack, A.: Serum lactic dehydrogenase (LDH) levels in acute leukemia：

Marked elevations in lymphoblastic leukemia. Blood 56 : 351-355, 1980.
16) Shimoyama, M. et al. : Comparison of clinical, morphologic and immunologic characteristics of adult T-cell leukemia-lymphoma and cutaneous T-cell lymphoma. Jpn. J. Clin. Oncol. 9 : 357-372, 1979.
17) 木下研一郎，ほか : Adult T-cell leukemia-lymphoma (ATLL) の臨床的問題点(2) Adult T-cell leukemia における高 Ca 血症．臨床血液 24 : 1313-1320, 1983.
18) Kiyokawa, T. et al. : Hypercalcemia and osteoclast proliferation in adult T-cell leukemia. Cancer 59 : 1187-1191, 1987.
19) Mundy, G. R. et al. : Tumor products and the hypercalcemia of malignancy. J. Clin. Invest. 76 : 391-394, 1985.
20) Mundy, G. R. et al. : Evidence for the secretion of an osteoclast stimulating factor in myeloma. N. Engl. J. Med. 291 : 1041-1046, 1974.
21) Honda, S. et al. : Production of parathyroid hormone-related protein in adult T-cell leukemia cells. Jpn. J. Cancer Res. (Gann) 79 : 1264-1267, 1988.
22) 樅田三郎ほか : 成人 T 細胞白血病・リンパ腫 (ATLL) における血清可溶性 interleukin-2 receptor (sIL-2R) の測定・臨床検査 35(1) : 87-91, 1991.
23) Kamihira, S et al. : Significance of Soluble Interleukin-2Receptor Levels for Evaluation of the Progression of Adult T -cell Leukemia. Cancer 73 (11) 2753-2758, 1994.
24) Reinherz, E. L. et al. : The differentiation and function of human T lymphocyte. Cell 19 : 821-827, 1980.
25) Yamada, Y. et al. : Adult T-cell leukemia with atypical surface phenotype : Clinical corrrelation. J. Clin. Oncol. 3 : 782-788, 1985.
26) Kamihira S, et al. : Phenotypic diversity and prognosis of adult T-cell leukemia. Leukemia Res. 16 : 435-441, 1992.
27) Yamada, Y. et al. : Changes of adult T-cell leukemia cell surface antigens at relapse or at exacerbation phase after chemotherapy defined by use of monoclonal antibodies. Blood 64 : 440-444, 1984.
28) Miyazaki, N. et al. : Disappearance of CD4 antigen in a case of adult T cell leukaemia. Brit. J. Haematol. 82 : 770-771, 1992.
29) Joh, T. et al. : Expression of CD8 β and alteration of cell surface phenotype in adult T-cell leukaemia cells. Brit. J. Haematol. 98 : 151-156, 1997.
30) Tsuda, H. et al. : Specific decrease in T3 antigen density in adult T-cell leukemia cells : Flow microfluorometric analysis. Brit. J. Cancer 50 : 843-845, 1984.
31) Yamada, Y. et al. : Phenotypic and functional analysis of leukemic cells from 16 patients with adult T-cell leukemia/lymphoma. Blood 61 : 192-199, 1983.
32) Yamada, Y. et al. : Adult T cell leukaemia cells are of CD4+ CDw29+ T cell origin and secrete a B cell differentiation factor. Brit. J. Haematol. 72 : 370-377, 1989.
33) Yamada, Y. et al. : Features of the cytokines secreted by adult T cell leukemia cells.

Leukemia Lymphoma 21 : 443-447, 1996.

34) Yamada, Y. et al. : Plasma M-CSF as an indicator of response to chemotherapy in adult T cell leukemia patients. Leukemia Lymphoma 22 : 137-142, 1996.

35) Kawano, S. et al. : Expression. Pattern of CD45 RA/RO Isoformic Antigens in T-Lineage Neoplasms. Am. J. of Hematol 49 : 6-14, 1995.

36) The T-and B-cell Malignancy Study Group : Statistical analysis of immunologic, clinical and histopathologic data on lymphoid malignancies in Japan. Jpn. J. Clin. Oncol. 11 : 15-38, 1981.

37) 木下研一郎，ほか：血液疾患の病態と治療―成人T細胞白血病・リンパ腫―．原研内科開設20周年記念誌，pp. 87-93, 1986.

38) 須知泰山，ほか：非ホジキンリンパ腫病理組織診断の問題点―新分類の提案．最新医学 34：2049-2062, 1979.

39) 木下研一郎，ほか：Hodgkin病様組織像を呈するT-cell型のNon-Hodgkin悪性リンパ腫．九血会誌 28：61-65, 1981.

40) 須知泰山，菊池昌弘，ほか編集：新・悪性リンパ腫アトラス文光堂，東京，2000.

41) Harris NL et al. : A revised European-American classification of lymphoid neoplasms. Blood 84 : 1361, 1994.

42) Jaffe ES et al. : Tumours of Haematopoietic and Lymphoid Tissues, IARC press, Lyon, 2001.

43) T-Bリンパ系腫瘍研究グループ：第8次成人T細胞白血病/リンパ腫（ATL）全国実態調査の報告，癌の臨床，44 (3)：381-399, 1998.

第4章　ATLLの"病理"と病態生理

　HTLV-Iが関係したATLLは一方は白血病の病像を呈し他方は悪性リンパ腫の病像を呈する。

　同じウイルスが関係した疾患でありながら，何故一方は白血病となるのか，また多形細胞型はどうして急性型に特徴的な組織型であるのか，以上のような点はATLLの病態生理学的特徴を理解するとある程度納得することができる。

I. 血液中のATL細胞は一般に小さい[1]

　急性ATLの80〜90％の例では血液中に出現してくる白血病細胞の大きさは大小不同はあるが10μ程度の小型のものが多い（口絵写真9，17）。

　典型的な急性型の臨床・血液像，組織像，白血病細胞の大きさなどを表14-(1),(2)に示している。

　LSG分類によるリンパ節の病理組織像はLange，pleo，mixed typeなどいろいろであるが血液中の白血病細胞の90％以上は12μ以下の小型のものである。白血病細胞の出現率も高く20〜96％であり，それに伴い，白血球数も多い。

　これらの症例は発熱，全身倦怠感，皮疹などの全身状態を初発症状として来院してくるものが多い。表在リンパ節腫大は比較的小さく，リンパ節腫大のみを主訴に来院する者は少ない。リンパ節の組織像では後毛細管静脈 Post Capillary Venules (PCV) の増生と白血病細胞の再循環像をみることが多い（口絵写真11）。

　症例8）は病理組織像は口絵写真15のようなT-免疫芽球型であったが白血球は48.6万/μlとなり，その92％は小型のリンパ球様白血病細胞であった（口絵写真17）。

　リンパ節と末梢血の細胞構成を模式的に描くと図9のようになる[2]。

表 14-(1) 小型白血病細胞が末梢血へ出現した急性 ATL（組織像・血液像）

症例・年齢・性	組織像 LSG 分類	PCV 増生通過像	白血球数	腫瘍細胞 (%)	腫瘍細胞の大きさ 大≧15μ>中≧12μ>小 (%)			骨髄腫瘍細胞 (%)
					大	中	小	
1) M.K. 66 ♂	Large	(±)(−)	19,400	17.0	1.2	2.4	96.4	43.6
2) H.K. 44 ♀	Pleo	(+)(+)	12,100	23.5	6.0	2.0	92.0	10.2
3) N.I. 58 ♀	Mixed	(+)(+)	64,250	80.5	0.7	2.0	97.3	25.0
4) H.M. 44 ♂	Pleo	(+)(−)	35,800	69.0	3.0	10.0	87.0	8.4
5) U.S. 59 ♂	Large	(±)(−)	9,150	28.0	1.0	6.0	93.0	46.2
6) Y.Y. 54 ♂	Mixed	(+)(+)	20,000	78.0	1.0	9.0	90.0	3.0
7) N.K. 34 ♂	〃	(+)(+)	96,000	72.0	2.0	5.0	93.0	27.0
8) K.H. 62 ♂	Large	(−)(−)	486,000	96.0	3.0	5.0	92.0	100.0

表 14-(2) 小型白血病細胞が末梢血へ出現した急性 ATL（臨床像）

症例・年齢・性	初発症状	初診時リンパ節腫 (cm)	肝・脾・皮膚への浸潤	血清 Ca 値	死因
1) M.K. 66 ♂	皮疹	不明	(+)(−)(+)	↑	心不全
2) H.K. 44 ♀	発熱	4	(−)(−)(−)	→	全身衰弱
3) N.I 58 ♀	全身倦怠感	2	(+)(+)(−)	↑	尿毒症・高 Ca 血症
4) H.M. 44 ♂	発熱・リンパ節腫	3.5	(−)(+)(−)	→	カリニ肺炎
5) U.S. 59 ♂	微熱・咳	2	(+)(−)(−)	→	肺炎
6) Y.Y. 54 ♂	皮疹	2	(+)(−)(+)	↑	全身衰弱
7) N.K. 34 ♂	黄疸・腹水・リンパ節腫	0.5	(+)(+)(−)	↑	腫瘍死
8) K.H. 62 ♂	皮疹	1.5	(+)(−)(+)	→	〃

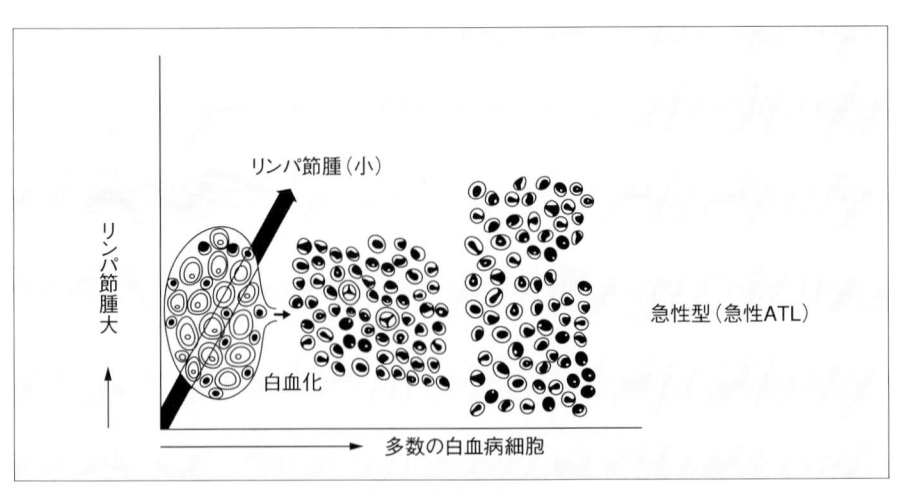

図 9　リンパ節：T 免疫芽球型
　　　血　　液：小型の ATL 細胞が多い
　　　〈リンパ節＋血液〉多形細胞型となる

表15-(1) 大型白血病細胞が末梢血へ出現した急性ATL（組織像・血液像）

症例・年齢・性	組織像		白血球数	腫瘍細胞 (%)	腫瘍細胞の大きさ 大≧15μ＞中≧12μ＞小 (%)			骨髄腫瘍細胞 (%)
	LSG分類	PCV増生通過像						
1) Y.M. 39 ♂	Large	(−)(−)	12,900 (→45,000)	25.0 (→97.0)	87.0	9.0	4.0	6.6
2) I.A. 68 ♂	〃	(−)(−)	8,300	26.0	50.0	36.0	14.0	3.0
3) Y.T. 65 ♀	〃	(−)(−)	10,200	13.0	57.0	14.0	29.0	19.0
4) D.A. 64 ♂	〃	(−)(−)	8,000	10.0	68.0	10.0	22.0	5.6
5) Y.N. 71 ♀	〃	(−)(−)	6,400	10.0	84.0	16.0		3.0
6) N.M. 49 ♀	〃	(+)(+)	5,750 (→118,500)	3.0 (→99.0)	37.0	45.0	18.0	1.6
7) K.M. 58 ♂	〃	(−)(−)	12,500	33.0	50.0	38.0	20.0	5.0

症例1), 6) は末期に著明な白血化を起こした．( ) は末期の血液像．
症例6) の PCV 通過像は小型細胞であった．

表15-(2) 大型白血病細胞が末梢血へ出現した急性ATL（臨床像）

症例・年齢・性	初発症状	初診時リンパ節腫 (cm)	肝・脾・皮膚への浸潤	血清Ca値	死因
1) Y.M. 39 ♂	リンパ節腫	4	(−)(−)(−)	ND	腫瘍死
2) I.A. 68 ♂	リンパ節腫	15	(−)(−)(−)	↑	〃
3) Y.T. 65 ♀	リンパ節腫	2	(+)(−)腫瘤	→	肺炎
4) D.A. 64 ♂	リンパ節腫	6	(+)(−)(−)	→	
5) Y.N. 71 ♀	リンパ節腫	4	(−)(−)(−)	→	カリニ肺炎
6) N.M. 49 ♀	リンパ節腫	6	(+)(+)(−)	↑	腫瘍死
7) K.M. 58 ♂	リンパ節腫	4	(−)(−)腫瘤	↑	

これに対し，末梢血に 15μ 以上の大型腫瘍細胞（口絵写真19）が出現する例は急性型全体の約10％程度で少ない。腫瘍細胞の出現比率も10～30％程度までであり，白血球数も正常範囲から $12,000/\mu l$ 程度までが大多数をしめる（表15-(1)）

リンパ節と末梢血の腫瘍細胞は同じ形態である（口絵写真19, 20, 図10）。

初発症状としてほとんど全例リンパ節腫脹を訴えて来院する。初診時のリンパ節腫の大きさも確かに大きい。このタイプは従来悪性リンパ腫の白血例といわれていたものに相当する。先の小型の白血病細胞が大多数をしめる急性型と異なり，全身症状を訴える者は少なく，肝・脾，皮膚などへの浸潤も少ない（表15-(2)）。

臨床的にも各所のリンパ節が累々と腫大し，悪性リンパ腫的な病像を呈する[1]。

末梢血中に大型細胞が出現する例のリンパ節の病理組織像は多くが，大細胞型である。リンパ節の PCV 増生や再循環像はほとんどみられない。

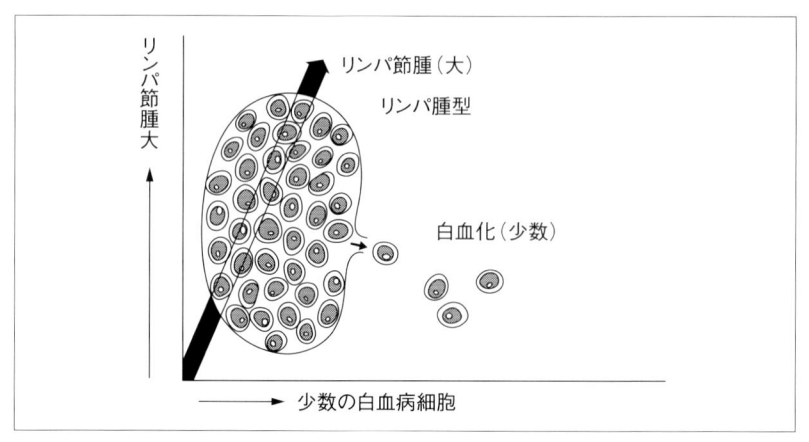

図10 リンパ節：大細胞型〜免疫芽球型
　　　血　　液：大型腫瘍細胞

Ⅱ．急性型（急性 ATL）ではリンパ節の大型細胞が小型の細胞となり白血病化してくる[3]

　表16に急性 ATL 症例の LSG 分類による病理組織像，白血球数，白血病細胞の比率，末梢血とリンパ節捺印標本における大・中・小細胞の比率を示している。病理組織型が大細胞型ではリンパ節捺印標本でも大型細胞が5割以上を占めているが末梢血の白血病細胞はその90％以上が 12μ 以下の小型である。

　病理組織が混合型では大型細胞とそれ以下の腫瘍細胞の割合が半々となっているが末梢血白血病細胞の90％以上はやはり 12μ 以下の小型の白血病細胞である。

　急性 ATL の病理組織像として特徴的といわれた多形細胞型はリンパ節捺印標本では大：中・小細胞の割合は2：8〜1：9程度で中・小細胞が多くなり大型細胞が少数混在した細胞構成である。

　LSG 分類で中細胞型の病理組織像を呈するものも，末梢血白血病細胞の90％以上は小型の白血病細胞である。

　これらのリンパ節と末梢血の大・中・小細胞の DNA 合成率をみるとリンパ節の大型細胞の DNA 合成率（口絵写真21, 22）は25〜50％にも達するが小型細胞のそれはほとんど1％以下であり，末梢血でも全く同じ傾向を示す[3]。

　以上のような成績からリンパ節の大型腫瘍細胞が DNA 合成をし増殖と分裂を繰り返して小型細胞となり，末梢血へ白血病化してくる。リンパ節の病理組織は大細胞，混合型，多形細胞型などいろいろの組織型があるが末梢血に出現する多数の中・小の白血病細胞の構成を総合すると急性 ATL の基本的な細胞構成は大・中・小細胞からなる多形細胞型といえるであろう。

表16 急性型の白血病細胞とリンパ節細胞（大きさ）の比較

症例	LSG分類	白血球数異常細胞(%)	末梢血への大・中・小細胞の出現率(%)			リンパ節の大と中・小細胞の比率(%)		
			大 ≥ 15μ	中 ≥ 12μ	小	大 ≥ 15μ	:	小
1	Large	19,400(17.0)	1.2	2.4	96.0	9	:	1
2	Large	486,000(96.0)	3.0	5.0	92.0	8	:	2
3	Large	13,500(33.0)	1.0	9.0	90.0	7	:	3
4	Large	30,700(88.0)	0.2	0.8	99.0	NE		
5	Large	20,000(78.0)	1.0	0.9	90.0	5	:	5
6	Mixed	61,400(84.0)	0.7	8.0	91.3	5	:	5
7	Mixed	64,250(80.5)	0.7	2.0	97.3	5	:	5
8	Mixed	96,000(72.0)	2.0	5.0	93.0	NE		
9	Pleo	11,700(29.0)	2.0	4.0	94.0	2	:	8
10	Pleo	173,700(69.0)	0.6	3.0	96.4	2	:	8
11	Pleo	36,200(23.0)	4.0	14.0	82.0	1	:	9
12	Pleo	10,750(41.0)	1.0	14.5	84.5	1	:	9
13	Pleo	6,500(10.0)	0.5	7.0	92.5	1	:	9
14	Medium	69,000(83.5)	0.5	6.0	93.5	0	:	10
15	Medium	104,050(77.5)	0	100(中・小)		0.5	:	9.5
16	Small ※	52,000(69.0)	0	4.5	95.5	0	:	10

※：慢性型　　　　　　　　　　　　　　　　　　　　　　　　　　（NE: Not Examined）

III．ATLL細胞の増殖様式と白血化

1．正常T細胞の機能と動態

　リンパ節の正常 virgin T 細胞あるいは記憶T細胞はマクロファージから抗原提示をうけると芽球化して増殖と分裂を繰り返し，抗原特異的T細胞の数を増す。同時にリンパ節から輸出リンパ管を通って胸管に入り頸部で静脈血に入り，免疫担当細胞としての役割を果す。抗原と反応した後はその多くは死滅するが残りの一部は記憶T細胞となり全身をパトロールして再び血中からリンパ節の後毛細管静脈 Post Capillary Venule（PCV）壁を通過してリンパ節実質内に再循環している（図11）[4,5]。

　このように virgin T 細胞あるいは記憶T細胞が抗原（または recall 抗原）刺激により，抗原特異的T細胞となり，その抗原と反応し死滅していく。そして一部が記憶T細胞として残る。なお，B細胞は図12のように抗原依存的に最終的に抗体産生細胞に分化し，クローンの拡大をおこす。

　先のようにT細胞が末梢リンパ組織で抗原に刺激されて抗原特異的T細胞や記憶T細胞となっていくことはT細胞の成熟・分化といえるであろう。

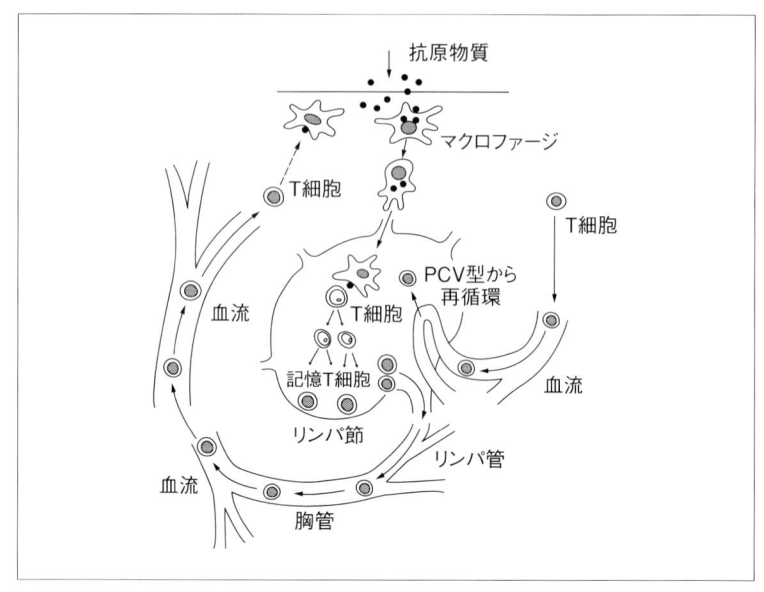

図11　T細胞の動態　　　　　　　　　　　　　文献5）矢田純一著：医系免疫学を改変，
　　　　　　　　　　　　　　　　　　　　　　　　　　　中外医学社　東京，2001.

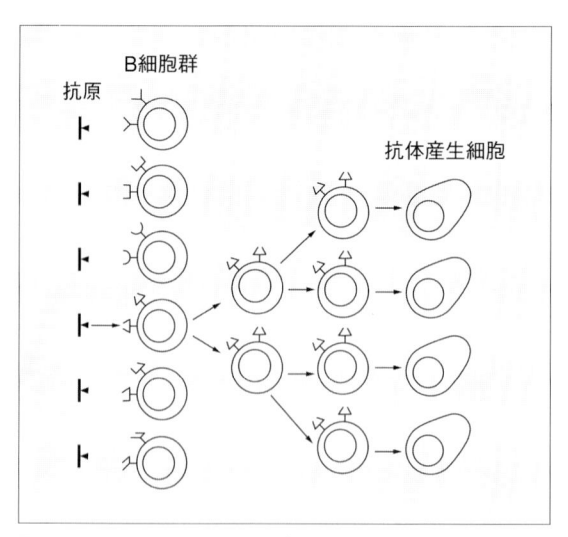

図12　抗原に対応するレセプターを持つB細胞のみが増
　　　殖し，抗体産生細胞に分化する．
　　　　　　　　　　　　文献5）矢田純一著：医系免疫学
　　　　　　　　　　　　　　　　中外医学社　東京，2001.

2. ATLLと白血化の機序

―腫瘍化したT細胞がその発生母細胞（正常T細胞）と同じように
免疫反応的増殖（模倣―成熟・分化）をすると白血化する―

　上記のような正常T細胞の免疫反応やその動態を基本にすればATLLの白血化の機序，リンパ節の病理組織像の特徴などを理解することが出来る。
　すなわち，HTLV-I感染記憶T細胞の癌化→増殖・分裂（大型細胞）→正常リンパ球の免疫反応の模倣（"抗原依存的"）→多数の抗原特異的T細胞（小型細胞）産生→血中へ（白血化）→全身を循環し"recall抗原と反応"→残りの多くは記憶T細胞としてリンパ節へ再循環（PCV増生と腫瘍細胞の通過像）。
　この反応過程が急性型（急性ATL）のリンパ節と末梢血の病理と細胞構成の基本となる（図13，14）。
　その結果，急性型では大・中・小細胞からなる多形細胞型となり，PCV増生とその壁内に多数の再循環する腫瘍性リンパ球が観察される（口絵写真11)[6]。また，抗原特異的T細胞となって次々に白血化してくるため，血中には小型のリンパ球様白血病細胞が多数みられ，リンパ節は比較的小さく，時にはリンパ節構成細胞は反応性にみえることもある。

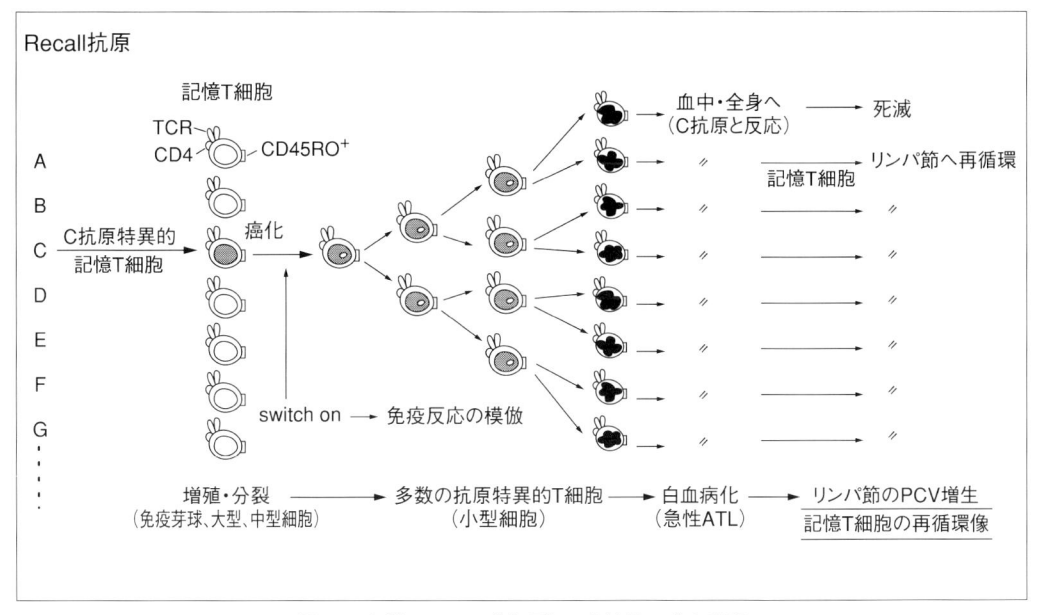

図13　急性ATLの"病理"と血液像の成立過程

癌化したT細胞が正常カウンターパート・リンパ球と同じ免疫反応を起こすと抗原特異T細胞となり生理的に血中へ

なお，抗原特異的T細胞となって血中へ出てさらにリンパ節へ再循環している腫瘍性T細胞はCD 45 RO+の記憶T細胞の表面抗原を持っている[7]。このことはPCVを通ってリンパ節へ再循環しようとする正常記憶T細胞の本来の性質を模倣しているとみることが出来る。

先の表にしめしたように血液中に10μ前後の小型の白血病細胞が多数出現した例ではリンパ節のPCV増生とその壁内に多数の白血病細胞の通過像がみられるが大型細胞出現例ではみられない。このことは"成熟・分化"を伴う免疫反応的増殖をおこさない大型細胞は再循環能がなく小型の記憶T細胞になってはじめてリンパ節への再循環能を獲得してくるものと解することが出来る。

なお，今回の新・悪性リンパ腫アトラス（須知泰山・菊地昌弘編．文光堂，東京，2000年)[8]にはUpdated Kiel分類がとりあげられている。そのなかでATLLの病理組織像として多形細胞型中・大細胞リンパ腫，およびT-免疫芽球型が記載されている。多形細胞型中・大細胞リンパ腫のなかに小細胞の各称が入ってないのは小型になると血中に出現することが多いし，リンパ節組織像のなかでは目立たないからであろう。

菊池らの報告[8]ではATLL 121例中91例（75％）が多形細胞型中・大細胞リンパ腫であったとしている。

著者の観察ではそのような症例のなかには小型のリンパ腫細胞が混在しているものが多く，多形細胞型大・中・小細胞リンパ腫は存在する。このような例では小型細胞が白血化して急性

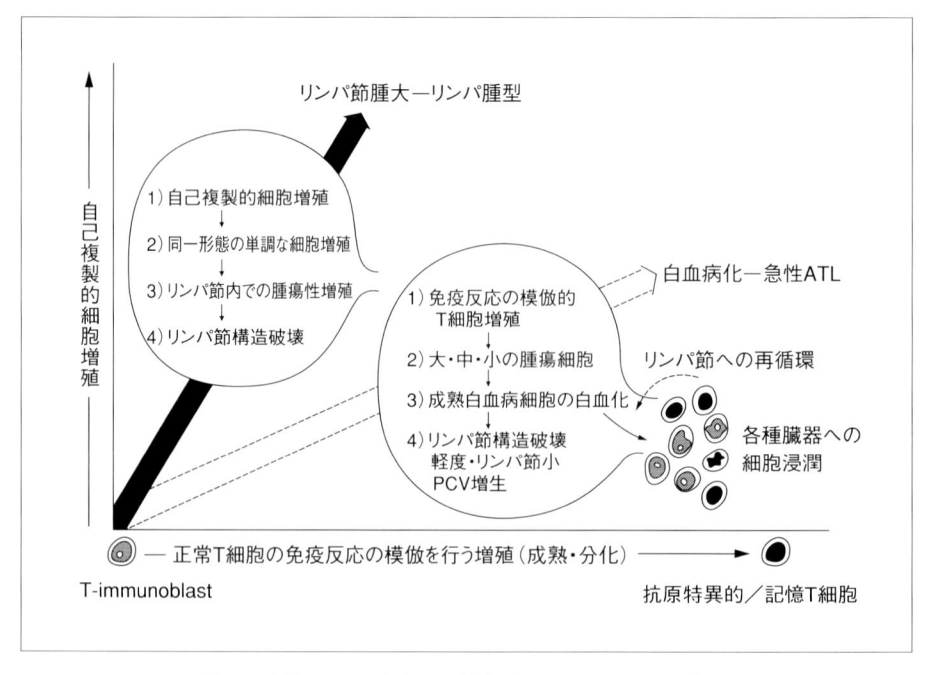

図14 急性ATLの白血化の機序（リンパ腫型との相違点）

型となる。また，多形細胞型のリンパ節病理組織像の特徴として PCV の著明な増生とその壁内に多数の白血病細胞の再循環像がみられることも腫瘍化した記憶 T 細胞の生物学的動態の表現として特記しておく必要がある。なお，組織型が中細胞型（LSG 分類）を呈するものも白血化することが多く（24 例/40＝60 ％），急性型の白血病像を呈する。白血化の機序は今のところ不明であるが以前の考え方からすれば分化度の高い細胞であるためか，あるいは先の考えのように免疫学的に"成熟・分化"した抗原特異的 T 細胞になっているため白血化しやすいと考えることもできる。T-CLL の組織学的診断基準のなかに著明な PCV 増生と再循環像を Lennert[9]や Waldron ら[10]はあげているが慢性 ATL のリンパ節組織像でも全く同じ所見が観察される。

一方，リンパ腫型の病理についてはトランスフォーム（癌化）した T 細胞が専ら renewal（自己複製的）な増殖を繰り返し，リンパ節内で増殖すればリンパ節は腫大し，悪性リンパ腫の病像となる（図 14）。実際にリンパ腫型の組織型の内，約半数は大細胞型ないし免疫芽球型が占める。

リンパ腫型は癌にたとえれば未分化癌に急性型は分化型癌に相当する。

Ⅳ．急性型とリンパ腫型の病像の違い ―白血化に付随する現象―

急性 ATL ではリンパ節で増殖した腫瘍細胞が次々と血中に出現してくる。そのため，リン

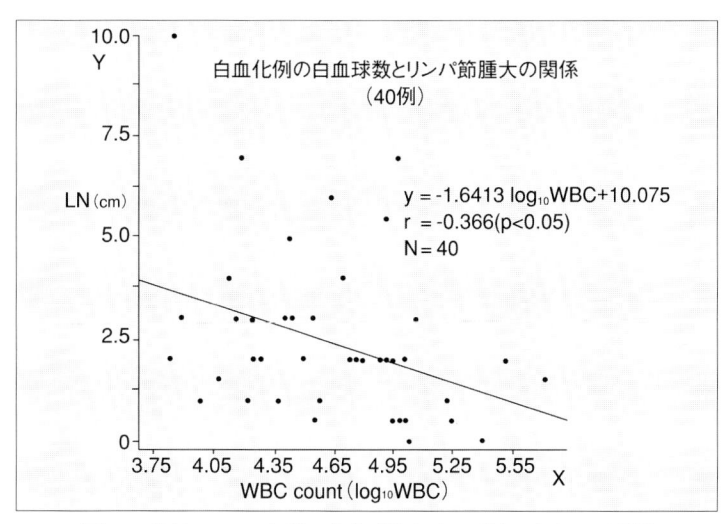

図 15 急性 ATL における白血球数とリンパ節の大きさの関係

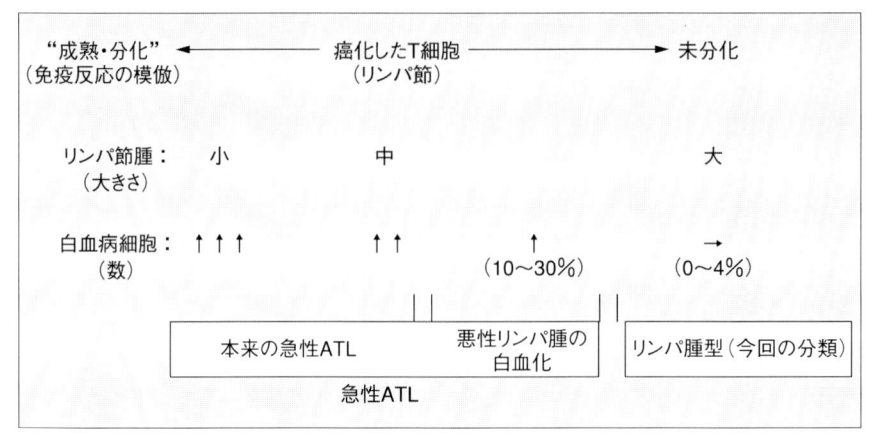

```
               "成熟・分化" ←――― 癌化したT細胞 ―――→ 未分化
              (免疫反応の模倣)      (リンパ節)

     リンパ節腫:      小          中            大
      (大きさ)

     白血病細胞:    ↑↑↑        ↑↑      ↑          →
       (数)                         (10〜30%)    (0〜4%)

                    ┌─────────────┬──────────┐ ┌──────────┐
                    │  本来の急性ATL  │ 悪性リンパ腫の │ │ リンパ腫型(今回の分類) │
                    │              │   白血化    │ │            │
                    └─────────────┴──────────┘ └──────────┘
                             急性ATL
```

図16 急性ATLとリンパ腫型の関係

パ腫型に比べると初診時表在リンパ節の大きさは一般に小さく，なかには全く触れないものもある（10〜20％）。

急性ATL 40例とリンパ腫型23例の初診時表在リンパ節腫大の最大径（cm）を比べると前者は平均2.5 cm，後者は平均4.7 cmでリンパ腫型の方が約2倍の大きさで統計的有意差（$p<0.01$）がある[11]。

さらに，急性ATLについて初診時表在リンパ節腫の最大径（cm）とその白血球数（白血病細胞）の相関をみると両者の間には逆相関（図15，相関係数 $\gamma=-0.366$）が認められる（$p<0.05$）。

以上のように急性ATLとリンパ腫型ではリンパ節腫と白血病細胞数の間にはおおよそ図16のような関係が成立する。

前にも記したように末梢血に10〜30％程度の白血病細胞が出現し，白血球数10,000〜15,000/μl程度のものはリンパ節が累々と腫脹し悪性リンパ腫的病像を呈するものが多い。このような例は従来悪性リンパ腫の白血化として診断していた。われわれも10％程度までは悪性リンパ腫としていた。今回の基準では4％程度まで出現している例をリンパ腫型に分類した。白血化に伴い白血病細胞が多数出現してくる急性型はリンパ腫型とはその病態がいろいろと違ってくる。図17に両者の病態の違いを模式的に示している。

すなわち，典型的な急性ATLでは初発時からリンパ節の腫瘍細胞が多数白血化し白血病像を呈するので発熱，全身倦怠感，食欲不振などの全身症状がリンパ腫型に比べると目立ち，リンパ節腫大のみを訴えて来院する者は少ない。また，白血病細胞が多臓器に浸潤するため，肝機能異常を伴う肝・脾腫や皮疹，低蛋白血症，LDHの著明な上昇などがリンパ腫型に比べると有意に多い（$p<0.01$〜0.05）。

その他，高Ca血症，免疫不全による感染症の合併など急性型はリンパ腫型よりも治療が困

附）ATL 細胞の血中流入経路

ATLLの病態生理（マトメ）

癌化したヘルパーT細胞

記憶T細胞CD45RO⁺ が多い

急性型

①リンパ節内で癌化したヘルパーT細胞（記憶T細胞）が正常母細胞と同じように免疫反応を模倣する
　→エフェクターT細胞として血中へ（白血化）
②血中へ出てくるのでリンパ節腫の大きさはリンパ腫型の1/2
③（リンパ節＋血液）の細胞構成は
　大・中・小細胞からなる多形細胞型

小型の抗原特異的T細胞へ
（抗原特異的 or メモリーT細胞）

リンパ節→輸出リンパ管→胸管→血中（白血化）
大型〜中型細胞（分裂・増殖）

機能的に"成熟・分化"するので
①生理的に血中〜全身へ
②抗原特異的T細胞として機能（？）
③多くは記憶T細胞（CD45RO⁺）としてリンパ節へ再循環

＜臨床症状＞
①白血病としての全身症状
　発熱・倦怠感・食思不振
②リンパ節腫は小さい
③多臓器浸潤
　血液ー白血球像
　皮膚ー皮疹
　肝脾ー肝機能異常を伴う肝脾腫
　骨髄ー血小板減少が多い
　その他ー骨・消化管・中枢神経系・胸腹膜に浸潤
④高Ca血症
⑤CD4細胞不全による免疫不全
⑥ATL細胞からのサイトカイン分泌

急性型では①〜⑥の症状が組み合わされて出現
ただし①②③はリンパ腫型より目立つ
（p<0.01〜0.05）

リンパ腫型

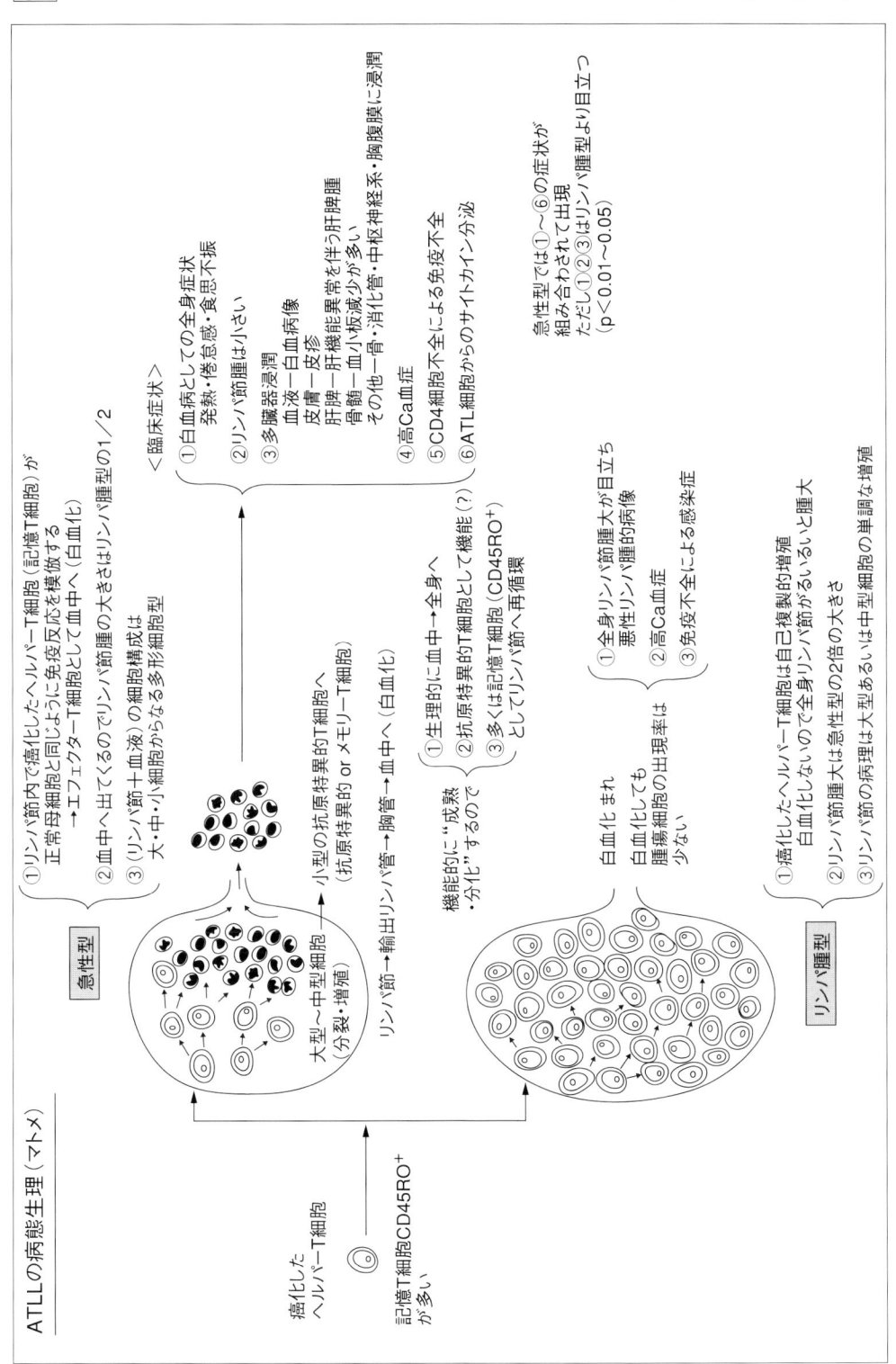

白血化まれ
白血化しても腫瘍細胞の出現率は少ない

①癌化してもヘルパーT細胞は自己複製的増殖
　白血化しないので全身リンパ節がいろいろ腫大
②リンパ節腫大は急性型の2倍の大きさ
③リンパ節の病理は大型型あるいは中型細胞の単調な増殖

①全身リンパ節腫大が目立ち悪性リンパ腫的病像
②高Ca血症
③免疫不全による感染症

図17　急性型（白血病）とリンパ腫型の病理と病態生理

難であり，また予後も悪い．

以上のように急性型は悪性リンパ腫が初発時から白血病化して増殖するため，同じ原因ウイルスのある HTLV-I によって起こった T 細胞性腫瘍でありながら，悪性リンパ腫（リンパ腫型）とは全く別の疾患のような病像を呈することになる．そのような意味で急性型とリンパ腫型とは分けて取り扱うべきであろう．

附）ATL 細胞の血中流入経路

リンパ節で増殖した急性 ATL 細胞の血中への出現は，いかなる経路を通って起こるのであろうか？

一般に正常の場合には，リンパ節のリンパ球は胸管を通って血中へ入るものと考えられている[4,5]．

そこで急性 ATL の白血病細胞もはたして胸管中に出現しているのか否か，おそらく出現しているであろう，という予想のもとに胸管カニュレーションを試みた．その結果，胸管に白血病細胞の出現を確認することができた[12]．

〔症例 1〕 48 歳，女性，診断名：急性 ATL

昭和 56 年 3 月，飛蚊症の訴えで眼科受診．その際，白血球増多を指摘されて昭和 56 年 4 月長崎大学病院へ入院した．

入院時，全身表在リンパ節は米粒大〜最大径 1 cm に腫大し，肝脾腫をそれぞれ 2 横指ずつ触知した．発熱，貧血，黄疸，皮疹は認められなかった．

血液検査では RBC 447 万/μl，Hb 13.6 g/dl，WBC 203,700/μl（白血病細胞 90 %），Plat 13.5 万/μl であった．末梢血白血病細胞の多くは 10〜12 μ の大きさで，成熟リンパ球様細胞であった．核は円形のものが多かったが，切れ込み，クルミ殻状核（convolution），分葉などの核変形も認められた（写真 27）．

これらの白血病細胞は，81.0 % が羊赤血球（E）と rosette を形成し，T 細胞と同定された．骨髄の有核細胞数は 366,000/μl で，末梢血と同じ形態の白血病細胞が 30.6 % 認められた．生検リンパ節の組織診断は多形細胞型の悪性リンパ腫であった．

検査成績は LDH が 1,610 U と上昇しているほかは異常はみられなかった．

〔症例 2〕 64 歳，女性，診断名：急性 ATL

昭和 56 年 10 月頃から全身倦怠感あり，12 月に全身に丘疹〜紅斑などの皮疹が出現した．

近医にて白血球増多を指摘されて，昭和57年2月，入院した．入院時，全身，ことに四肢末端に丘疹～紅斑などの皮疹が集簇的に認められた．頸部，腋窩，そ径部に大豆大から最大母指頭大のリンパ節を数個ずつ触知した．肝腫2横指，脾腫はみられなかった．

血液検査ではRBC 315万/μl，Hb 10.0 g/dl，WBC 49,000（白血病細胞63％，前骨髄球1％，分葉核球23％，好酸球13％），Plat 360,000/μl であった．末梢血の白血病細胞は，**症例1**と同様に小～中型の成熟リンパ球様細胞で，核の切れ込みや分葉などの核の変形はきわめて少なかった．末梢血異常細胞の79.0％はE-rosetteを形成し，T細胞由来であった．

骨髄にも末梢血と同様の異常細胞が17.6％を占めた．

頸部の生検リンパ節組織像は，LSG分類のびまん性中細胞型悪性リンパ腫であった．

胸管リンパの性状

胸管リンパの流量および細胞の性状を表17に示した．リンパの流量は日によって，あるいは1日中でも若干変動を示したが，**症例1**では1.1～3.3 ml/min，**症例2**では1.3～2.5 ml/minの範囲であった．したがって1日の胸管リンパの流量は，**症例1**では1,600～4,700 ml，**症例2**では1,900～3,600 ml と推定された．

リンパ液の細胞数も日によって異なり，**症例1**では7,600～14,150/μl，**症例2**では13,300～24,000/μlの範囲で変動を示した．

リンパ液中の細胞形態は，**症例1**では写真26にみられるような好塩基性の胞体をもった15～20μの大型芽球から成熟リンパ球様細胞にいたる大小の細胞で，核には種々の変形が認められた．大型細胞は全体の20％程度を占め，そのDNA合成はきわめて旺盛であった．胸管内細胞のDNA標識率は8.7％であったが，標識された細胞のほとんど全てはこれらの大型細胞であった．

胸管内細胞の82.5％は羊赤血球（E）とE-rosetteを形成し，T細胞であることが確認さ

表17 胸管リンパ球の性状

	症例 1	症例 2
胸管リンパ・リンパ球		
流量 ml/min	1.1～3.3	1.3～2.5
リンパ球数/μl	7,600～14,150	13,300～24,000
血中へのリンパ球流入数/日	2.45×10^{10}	3.3×10^{10}
血中への流入リンパ球数（日）／血中循環リンパ球総数	1：25～30	1：4～5
Drainage開始時血中リンパ球数/μl	175,600	19,200
Drainage後の血中リンパ球数/μl	142,000	14,600
血中リンパ球の減少数	11.7×10^{10}	1.6×10^{10}
Drainageリンパ球の総数	10.6×10^{10}	7.4×10^{10}

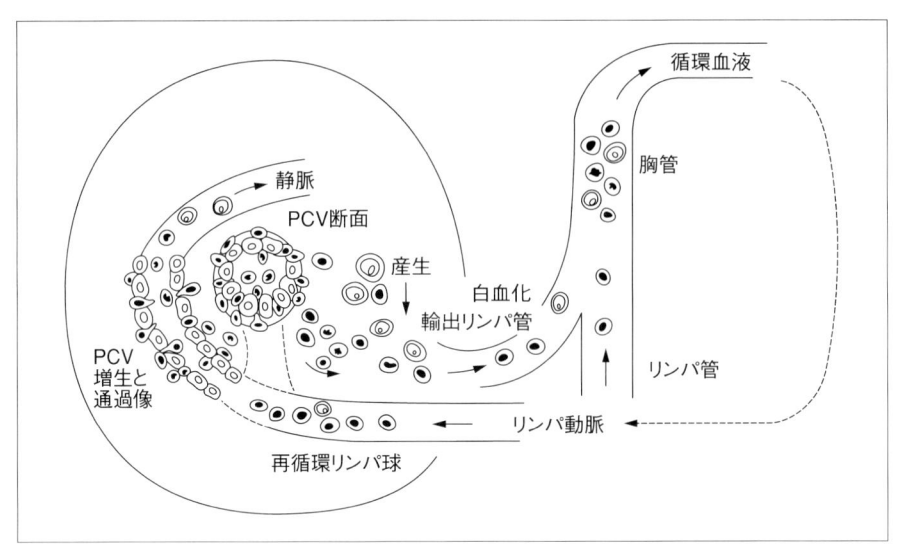

図18 急性 ATL における腫瘍性 T 細胞の動態（白血化と再循環）

れた。またモノクローナル抗体による膜抗原の分析では，末梢血と同様に CD3, CD4 と反応し，helper T-cell の phenotype を示した。

　症例2の胸管内細胞は 10～12 μ 大の比較的均一な細胞で末梢血に出現した細胞と類似した形態を示した。これらの細胞も 75％ が E-rosette を形成し T 細胞であることが同定された。

　症例1の循環血液量を体重から推定し，3.1 L とすると血中循環リンパ球数は，5.4×10^{11} である。一方，胸管から血中へのリンパ球流入総数は1日当り $2.45 \sim 3.0 \times 10^{10}$ であり，血中循環リンパ球総数の 1/20～1/30 が毎日胸管から血中へ送り込まれるものと計算された。

　症例2も同様に計算すると，血中へ送り込まれる異常リンパ球数は1日当り血中循環リンパ球の 1/4～1/5 であった。

　したがって，腫瘍性 T 細胞も抗原刺激後に末梢血に出現する反応性 T 細胞と同様に，輸出リンパ管—胸管を通って循環血中に出現（白血化）してくることはほぼ確実と考えられる。

　以上まとめてみると，急性 ATL における白血病細胞（T 細胞）の生体内動態（白血化と再循環）は図18のようになるものと考えられる。

　すなわち，リンパ節で増殖，産生された T 細胞と PCV 壁を通ってリンパ節内へ循環してきた T 細胞は，いずれも輸出リンパ管—胸管を通って循環血中に出現（白血化）する。

　急性 ATL や慢性 ATL では白血病細胞の多くが PCV 壁を通ってリンパ節内へ再循環しているのが観察される。図19は口絵写真11をスケッチしたものである。PCV の内皮細胞と基底膜の間に再循環している白血病細胞が充満している。右側には血管壁からリンパ節実質内にまさに通過しようとしている手鏡状の白血病細胞がみえる。

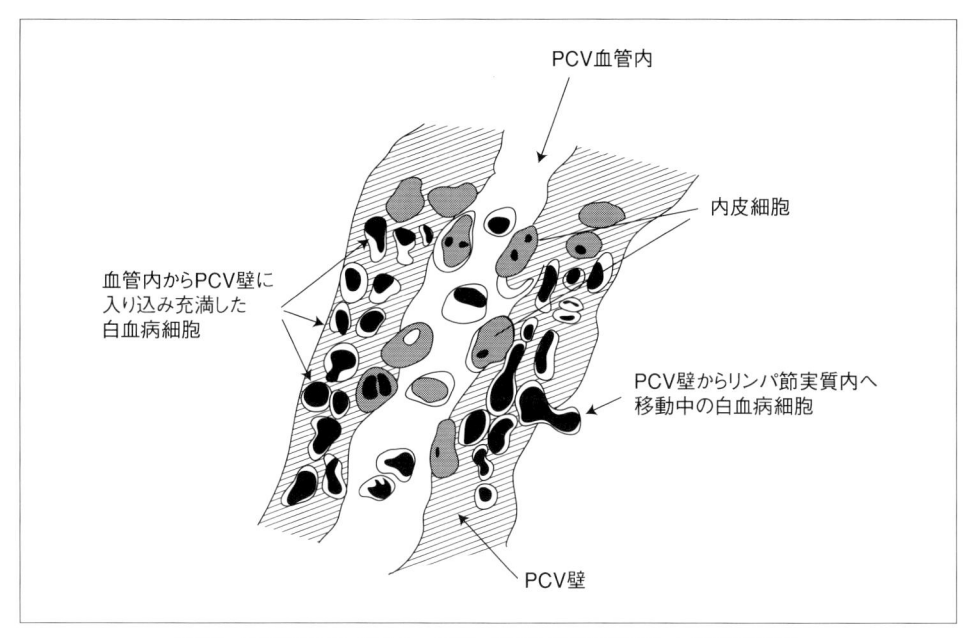

図19 口絵写真11のスケッチ像（PCV壁内に充満した白血病細胞）

　従来より悪性リンパ腫の白血化には，骨髄への腫瘍細胞の浸潤が重要な因子になると推測されている。その論拠として，循環血中に腫瘍細胞が出現する例にはほとんど全例骨髄への浸潤がみられ，循環血中に腫瘍細胞が出現する以前に既に骨髄には腫瘍細胞が浸潤しているという事実があげられている。

　しかしながら，このような症例の多くはB細胞性リンパ腫と考えられる。急性ATLの場合には，末梢血に多数の白血病細胞がみられるが骨髄への浸潤は一般に少ない。なかには末梢血に多数の白血病細胞がみられるにもかかわらず骨髄には全く浸潤がないこともある。

　したがって，急性ATLの場合には骨髄へ浸潤することが白血化の不可欠の条件とは考えにくい。

　骨髄への浸潤は血中に出現した腫瘍細胞の定着の場，homingの問題が関係しているものと推定される。すなわち，B細胞もT細胞と同様に輸出リンパ管―胸管を通って循環血中に出現するが，B細胞はT細胞よりも骨髄の中に定着しやすいものと想像される。

　悪性リンパ腫細胞は通常リンパ節に原発する疾患であり，骨髄や肝・脾などへの浸潤はおそらく腫瘍細胞の血流中への出現（白血化）に付随して起こる第二義的な問題であるように思われる。しかし，なかには浸潤した臓器で腫瘍細胞が増殖し，血中腫瘍細胞の生産場所となる可能性もありうるであろう。

第 4 章　文　献

1) 木下研一郎，ほか：血液学的にみた悪性リンパ腫の病像．(1)悪性リンパ腫（従来の"細網肉腫"）の白血化について．日血会誌 44：1169-1177, 1981.
2) 木下研一郎，ほか：悪性リンパ腫の表面形質の研究．III．末梢血腫瘍細胞の形態からみた T-cell 型悪性リンパ腫細胞の成熟・分化能―白血化の機序について―．日本網内系学会会誌 19：295-304, 1980.
3) 木下研一郎，ほか：悪性リンパ腫の表面形質の研究．V．T-cell 型悪性リンパ腫の成熟・分化能．日本網内系学会会誌 20：229-239, 1980.
4) Gowans, J. L.: The recirculation of lymphocytes from blood to lymph in the rat. J. Physiol. 146：54-69, 1959.
5) 矢田純一著：医系免疫学，改定 7 版，中外医学社，2001.
6) 木下研一郎，ほか：悪性リンパ腫の表面形質の研究VII．ATL と B-CLL における PCV の発達とリンパ球の再循環像．日本網内系学会会誌 22：1-11, 1982.
7) Kawano, S. et al.: Expression Pattern of CD45 RA/RO Isoformic Antigens in T-Lineage Neoplasms Am. J. of Hematol 49：6-14, 1995.
8) 須知泰山，菊池昌弘，ほか編集：新・悪性リンパ腫アトラス．文光堂，東京，2000.
9) Lennert, K: Malignant Lymphoma other than Hodgkin's disease. pp 137-152, 196-206. Springer Verlag New York Heiderferg Berlinc, 1978.
10) Waldron, JA. et al.: Malignant Lymphoma of peripheral T-Lymphocyte orign, immunologic, and clinical features in six patients. Cancer 40：1604-1617, 1977.
11) 木下研一郎，ほか：悪性リンパ腫の表面形質の研究（VI）―Adult T-cell Leukemia のリンパ節は何故小さいか―．日本網内系学会会誌 21(3)：249-252, 1981.
12) 木下研一郎，ほか：血液学的にみた悪性リンパ腫の病像．(2)成人 T 細胞白血病患者における胸管ドレナージの試み―白血病細胞の血中流入経路について―．日本血液学会雑誌 46(5)：1070-1076, 1983.

第5章　ATLLの病型分類と診断に要する検査

I. ATLLの病型分類

1. 新しい病型分類の提案理由

　ATLLにはすでに述べてきたようにHTLV-I感染T細胞が遺伝子異常を起こして腫瘍化し，増殖して浸潤臓器特有の症状を呈してくる疾患である。増殖の主座となった臓器によって出現する症状が非常に多彩である。

　これまでにいくつかの分類が発表されて個々に使用されてきたが，1991年に下山ら[1]を中心としたLSG（Lymphoma Study Group）により表1のようなLSG分類が提唱されて現在広く用いられている。その中では，最も頻度の高い急性型は除外診断となっている。除外診断では急性ATLという疾患の特徴が目に浮かばない。そこで今回は急性型を中心に据えた病型分類を行う必要があると考え提案した。

　急性型の特徴的所見として，臨床像，血液検査，組織診断（細胞診を含む）の中から10項目をとりあげた（表5）。そしてわかりやすくするために，初診時の陽性率を（　）内に示し，各項目に配点をつけて急性型の診断ができるように工夫した。

　さらにLSG分類の基準でくすぶり型ATLに分類される16例を5年から20年以上にわたって観察してきたが，overt ATLを発症したものは5例であった。したがって，くすぶり型ATLに見られる異常リンパ球は大多数例ではいまだ白血病クローンには進展していないと考えられる。

　このような病態をATLLに含めて分類するのは既に悪性腫瘍であるというイメージを与えるため不適切である。今回のATLLの病型分類ではわれわれの20年にわたるキャリアの観察

表5 成人T細胞白血病・リンパ腫（ATLL）の病型分類

臨床・検査項目	【得点】	急性型 ( ): 初診時陽性率	リンパ腫型	慢性型	皮膚型	pre-ATL
抗HTLV-I抗体		＋	＋	＋	＋	＋
I 臨床所見						
1. リンパ節腫大	【1】	＋（90%）	＋	±	－※	±
2. 皮疹	【1】	＋（20〜30%）	±	±	＋	±※※
3. 脾腫または肝機能異常を伴う肝腫大	【1】	＋（20〜30%）	±	±	－	－
II 血液検査						
4. WBC＞10,000/μl	【1】	＋（90%）	±	＋	±	±
5. 腫瘍細胞を含むリンパ球系細胞　A) 数(/μl)	【1】	≧4,000	＜4,000	≧4,000	＜4,000	＜4,000
B) 形態		大小不同の細胞		均一な細胞集団		
6. 核変形のある異常リンパ球	【1】	≧5%	0〜4%	±	0〜4%	1〜15%
III 生化学検査						
7. LDH（N=正常上限値）	【2】	≧1.5N（50%）	上昇	＜1.5N 上昇：増悪期末期	＜1.5N 上昇：増悪期末期	正常
8. TP＜6g, Bil＞1mg, ALP上昇, GOT or GPT＞50のいずれか1つ	【1】	＋（40%）	±	－	－	－
9. 補正血清Ca値（mg/dl）	【3】	≧11（20〜30%）	±	＜11	＜11 上昇：末期	＜11
IV 組織診断（細胞診を含む）						
10. 組織学的または細胞学的悪性リンパ腫像	【2】	LN or skin 節外組織	LN	±	skin	－
V 遺伝子診断						
Southern法によるモノクロナリティ		PB or LN	LN（リンパ節）	PB（末梢血）	skin	PB

注）1：急性型（急性ATL）の診断は抗HTLV-I抗体陽性とI〜IVの10項目中（14点）の内、▨の項目5あるいは項目6を含む5点以上。
注）2：枠（□）で囲んだ項目は各病型診断の必須項目。
注）3：preATL：腫瘍性病変なし。
※ リンパ節腫大がある場合は悪性リンパ腫ではないことが必須。
※※ 皮疹は紅皮症，紅斑などの非特異疹。

からこの病型を除外することにした。

なお，後に記しているように末梢血に核の変形した異常リンパ球が少数（1〜4％）出現し，Southern blotting 法でリンパ球のモノクロナリティが証明された症例 12 例を同期間観察した。その結果 3 例に overt ATLL の発症がみられた。ATLL の発症率に関しては下山分類のくすぶり型 ATL としたものと差はなかった。したがって，血液中に 1〜15％ 程度の異常リンパ球があってもリンパ球系細胞の絶対数が増えていないもの（<4,000/μl）は Southern blotting 法でモノクロナリティがあってもまだ悪性クローンとはいえず，将来悪性化する potential をもった pre-ATL として別枠に分類した。

また初版にも取り上げているように ATLL のなかに皮膚型が存在するのは間違いないので新しい分類に加えることにした（表5）。この分類で問題になるのは慢性型と急性型の鑑別である。急性型では 90％ 以上が 5 点以上になる。慢性型でも 4 点になるものは多いが，34 例の検討では 5 点以上の例はなかった。慢性型でも皮疹があってリンパ節腫脹があるような例では 5 点になる可能性があるが LDH＜1.5 N の項目で除外されると考えている。この分類の有用性については日常診療において ATLL に接する機会の多い諸賢のご批判を仰ぎたい。

2. 急性型の診断

急性型では初発症状として表在リンパ節腫大，白血病としての全身症状（発熱，全身倦怠感，食思不振など）と皮膚病変を訴えて来院することが多い。なかでも全身症状が優位で，リンパ節腫脹を主訴とするものは意外に少ない。リンパ節腫脹を訴えて来院するリンパ腫型とは対照的である。急性型の診断は末梢血で ATL 細胞を見い出すことが診断につながる。核の変形した典型的な細胞が出現する例では診断は容易である。今回の基準では核変形のある異常リンパ球の出現率を 5％ 以上と血液学的に判定しやすくしている。

これは悪性リンパ腫の病像を呈するリンパ腫型でも，1〜4％ の程度の腫瘍細胞の出現を見ることが多いからである。

ATL 細胞の形態は第 3 章で述べたように多様であり，核変形のほとんど見られないものや（口絵写真 8），小リンパ球様細胞（口絵写真 9）が出現することもかなり多い。そのため，このような際にはリンパ球系細胞の絶対数の増加（≧4,000）や抗 HTLV-I 抗体，リンパ球表面マーカーを参考にする。抗 Ca 血症などがあれば間違いない。血清 LDH が他の白血病に比して高いことなども参考になる。

急性型では白血球の形態と病型が必ずしも一致しない点は注意を要する。口絵写真（9, 17）は小型の成熟リンパ球様細胞で慢性型に見えるが LDH がいずれも著明に上昇しており急性型であった。そういう点からは急性型でもなるべくリンパ節の生検を行うのが望ましい。

ATLL の診断には病歴上，母親の出生地が HTLV-I の浸淫地域（ATLL の 70％）である

ことも参考になる。

　なお LSG 分類では急性型の診断基準には花細胞（ATL 細胞）＋となっているがこれは全例に認められるものではない。花細胞とはいえないが核変形のある異常リンパ球の出現は確かに多いが，口絵写真（8，13）のような核変形のない ATL 細胞ばかりが見られる症例もある。花細胞（ATL 細胞）＋と表記すると必須項目のように受けとられ誤解を招く。

3．リンパ腫型の診断

　リンパ節腫大を主徴とする病態である。リンパ節の組織学的診断が必須であり，診断は T 細胞性悪性リンパ腫となる。新 WHO 分類[2]では ATL/L と記載されているにすぎない。リンパ腫型でもその半数以上の例で末梢血標本を詳しく観察すると 2～3 個の核変形のある腫瘍細胞を見出すことができる。したがってリンパ腫型で高 Ca 血症を伴っているような場合はリンパ節の病理診断がつく前に血液学的にある程度確実に診断できることもある。今回の分類では血液中の異常細胞の出現を 4 ％までと基準を緩やかにしている。

　なお，これまでは悪性リンパ腫の白血化の基準として，5 ％[3]，10 ％[4]，30 ％[5]などが提案されていた。その点では 5 ％以上の腫瘍細胞の出現を急性 ATL としたのは妥当といえるであろう。

4．慢性型の診断

　もともと高月らによって最初に報告された ATL は，比較的緩やかな経過をとる慢性型であったが，その後 ATL はむしろ急性の経過をとる例が多いことが知られるようになった。

　著者らの経験でも，現在急性型といわれているものは前にも記したように悪性リンパ腫の白血化例であり，きわめて急性の経過をとる悪性の疾患として認識していた。しかし，なかには確かに数年の経過をとる例があり，これは慢性型として分類されてきた。また，急性型と慢性型の発生頻度は 10：1 程度であり，急性型と比べるとかなり少ない。

　さらに，ここ 20 年におよぶ経過観察の結果，慢性型のなかにも B-CLL の Rai 分類にみられるように，リンパ球の絶対数が増加しているが（≧4,000/μl）臨床症状のない群とある群に分けられる。無症状の例は慢性型の初期の例をみている可能性が高い。

　しかし，なかには 1～2 年で急性増悪して死亡する例もあり，均一な集団とはいい難い例もあるが，全体としてみると臨床症状のある慢性型に比して経過は長い。ここではまず症状のある典型的な慢性型の特徴を記して，その後に無症候性の慢性型について記載する。

1）臨床症状のある慢性 ATL
　表 18 に初診時臨床症状を有する典型的な慢性型の患者背景を示した。

表18 慢性型 ATL（臨床症状あり）の経過

No	年齢	性別	初発症状 皮疹	初発症状 リンパ節腫脹	白血球 /μl	リンパ球 %	LDH	転帰	追跡期間
1	55	（男）	＋	－	6,600	61	296		12年
2	35	（女）	＋	－	7,950	68	350	ATL死亡	4年10カ月
3	41	（男）	＋	＋	8,300	67		ATL死亡	3年7カ月
4	67	（男）	＋	＋	8,300	74	325	ATL死亡	11カ月
5	61	（男）	＋	＋	9,900	49	310	生存	8年1カ月
6	77	（男）	＋	－	10,000	67	400	ATL死亡	2年9カ月
7	53	（女）			10,400	66	400	ATL死亡	4年5カ月
8	43	（男）	－		10,800	71	431	ATL死亡	1年9カ月
9	72	（男）			10,950	56	490	ATL死亡	1年8カ月
10	51	（女）	－	＋	11,200	76	572	ATL死亡	1年2カ月
11	64	（男）	＋	－	13,100	34	257	生存	2年7カ月
12	45	（女）	＋		13,500	75	323	ATL死亡	6年5カ月
13	43	（女）	＋	－	15,000	47	360	ATL死亡	16年
14	60	（男）	＋	＋	15,000	49	410	生存	17年7カ月
15	76	（女）	＋		16,000	81	375	ATL死亡	2年3カ月
16	80	（女）	＋	＋	16,700	72	419	ATL死亡	3年8カ月
17	75	（女）			16,900	58	370	ATL死亡	7カ月
18	77	（男）			17,400	59	286	ATL死亡	3年2カ月
19	64	（女）	＋		18,000	45	390	ATL死亡	1年4カ月
20	69	（男）	＋	＋	18,000	54	370	ATL死亡	2年4カ月
21	64	（男）	＋	＋	20,000	53	330	ATL死亡	1年4カ月
22	71	（男）	－		20,700	74	297	ATL死亡	2年10カ月
23	84	（男）	＋		21,100	57	331	ATL死亡	8年9カ月
24	54	（男）	＋		23,000	48	250	ATL死亡	5年1カ月
25	73	（女）	－		23,600	96	667	ATL死亡	3年8カ月
26	64	（女）	－	＋	25,000	51	290	ATL死亡	1年11カ月
27	47	（男）	＋	－	26,000	46	490	ATL死亡	14年5カ月
28	59	（女）	＋	＋	32,450	57	830	ATL死亡	1年1カ月
29	50	（男）	＋	－	32,500	58		生存	21年9カ月
30	64	（女）			36,000	52	390	ATL死亡	1年1カ月
31	54	（女）	＋	－	39,200	88	590	ATL死亡	1年1カ月
32	71	（男）	－	＋	39,300	70	608	ATL死亡	1年11カ月
33	59	（男）	－	＋	40,400	76	581	ATL死亡	1年9カ月
34	56	（女）	＋	＋	57,250	55	540	追跡不能	7年4カ月

LDH（正常値 50～400 U：Wroblewski-LaDue 法）

　初発症状としては皮疹に気付いて受診する例が多く（約50％），そのほかリンパ節腫脹，食思不振，全身倦怠感などがある。リンパ節腫脹は小さいか認められないものも多い。肝脾腫は少ない。皮疹の症状は紅斑や慢性湿疹様，丘疹状，結節状の皮疹が集簇性に全身性に出現することもある。なかには紅皮症を呈する例もある。しかし，大きい腫瘍・腫瘤を形成することはない。

　血液学的には，急性型では大小の細胞が出現し，核の変形（切れ込み，ねじれ，分葉，クルミ殻状核）が目立つのに対し，慢性型では小～中型の成熟リンパ球細胞が主体を占め，核の変

形も軽度，細胞形態は単調でありB-CLL様である（写真28）。白血球数も1～3万μl程度のものが多い。

　しかし，ATL（急性，慢性）の鑑別は，骨髄性白血病やリンパ性白血病の急性と慢性のようには簡単ではない。それはATL（急性，慢性）では白血病細胞の形態と経過が必ずしも一致しないからである。写真9に示したATL細胞は，小型の成熟リンパ球であり，血液学的には慢性ATLとして矛盾しない。しかし，リンパ節の生検組織は写真10のように多数の巨細胞を伴った多形細胞型の組織像であり，血清LDHも2,000単位と上昇していることから，急性ATLと診断するのが適当である。実際この症例は初診から4ヵ月の経過で死亡している。このような場合には，他のパラメーターを参考にするのがよい[6]。

　急性ATLと慢性ATLの鑑別上重要なものは血清LDHの値である。表18に示しているように慢性型では正常範囲のものが約60％を占め，高くても500から600（正常値50～400単位，Wrobleski-LaDue法）までである。LDHが1.5Nを越えたものはその経過中を含めて34例中3例にすぎない。したがって慢性型の場合，その90％はLDH<1.5Nとなると考えてよいので診断基準に取入れた。なお，LDHが1.5N以上の時は慢性型の進行期，急性増悪期であり治療が必要である。

　また，高カルシウム血症が認められないのも慢性型の特徴である。

　慢性型では，初期にはB-CLL様の核変形のない一見正常にみえるリンパ球であっても，数年の経過で次第に種々の核変形を伴うATL細胞へと変化して治療抵抗性となる場合が多い。

　慢性型の経過は1～20年の広範囲にわたるが，生存期間中央値は3～4年である。最終的には感染症や，よりhigh gradeの急性型や腫瘍形成型へと移行して死亡する。

2）臨床症状のない慢性ATL

　われわれはこれまで末梢血に異常リンパ球が出現しているが全く無症状で健康に過ごしている50人を20年近く追跡してきた。このなかで今回の基準で分類して慢性型（リンパ球系細胞≧4,000/μl，LDH<1.5N）に相当する20例の経過をまとめてみた（表19）。

　20例中，最終的に急性型あるいは腫瘍細胞浸潤，免疫不全による感染症で死亡したものは13例（65.5％）であり，その点では症状のある慢性型と大きく変わらなかった。したがって，症状の有無にかかわらず初診時リンパ系細胞数≧4,000/μl，LDH<1.5Nという基準は慢性型の基準として妥当であると思われた。

　しかし，生存期間中央値は7年8カ月であり，臨床症状のある慢性型の約2倍であった。臨床症状が発症するまでの期間は短い例で約1年，長い例は8年，平均3年半であり，その後3～4年の生存期間が観察されるものが多かった。

　表20に初診時症状の有無による慢性型の特徴を示した。臨床症状のない慢性型は白血球数10,000/μl程度，リンパ球系細胞数は平均5,800/μlであり，それぞれ症状のある慢性型の約1/2程度であり，LDHは全例正常であった。症状のない慢性型は症状が出現するまでの慢性

表19 慢性ATL（臨床症状なし，リンパ系細胞≧4,000/μl，LDH＜1.5 N）の経過

No	年齢	性別	初診時WBC/μl	リンパ球数/μl	異常リンパ球(%)	追跡期間	転帰	備考
1	64	（女）	7,250	5,437	30	10年9ヵ月	生存	
2	71	（男）	7,700	4,235	32	12年9ヵ月	他病死	
3	55	（男）	8,100	4,779	16	6年9ヵ月	他病死	
4	49	（男）	8,750	6,125	28	8年9ヵ月	ATL死	10ヵ月後皮疹出現．化学療法後7年後死亡
5	63	（男）	9,650	4,246	8	3年	ATL死	2年4ヵ月後増悪．半年後死亡
6	51	（男）	9,800	4,802	17	7年8ヵ月	ATL死	5年半後急性増悪．2年2ヵ月後死亡
7	51	（男）	9,900	4,059	16	18年6ヵ月	生存	
8	74	（男）	10,000	5,600	3	7年6ヵ月	他病死	
9	46	（男）	10,200	5,460	20	18年2ヵ月	ATL死	早期に皮疹多発．治療で寛解．18年後死亡
10	56	（男）	10,250	7,277	10	8年5ヵ月	ATL死	3年後急性増悪．5年4ヵ月後死亡
11	56	（女）	10,450	5,434	10	10年2ヵ月	不明	
12	50	（女）	10,700	6,527	10	8年10ヵ月	ATL死	8年6ヵ月後急性増悪死亡
13	59	（男）	10,900	5,668	12	1年1ヵ月	ATL死	
14	50	（女）	11,000	6,600	17	1年8ヵ月	ATL死	
15	57	（女）	11,200	6,944	22	4年2ヵ月	ATL死	3年9ヵ月後急性増悪．高Ca血症発症
16	63	（女）	11,950	4,660	17	10年8ヵ月	ATL死	6年後急性増悪．4年8ヵ月後死亡
17	32	（女）	12,500	4,895	6	12年2ヵ月	ATL死	2年4ヵ月後急性増悪．9年9ヵ月後死亡
18	57	（女）	13,300	9,177	24	9年7ヵ月	ATL死	8年半後急性増悪．10ヵ月後死亡
19	62	（男）	13,400	8,979	14	18年6ヵ月	生存	
20	50	（女）	15,750	6,457	23	2年	ATL死	

表20 臨床症状の有無による慢性ATLの特徴

	慢性型（症状なし）20例	慢性型（症状あり）34例
初発症状	なし	皮疹（約50%），倦怠感 リンパ節腫脹，食思不振
白血球数（Lym%）	7,250(75)〜15,750(41)	6,600(61)〜57,250(74)
リンパ球数/μl	4,000〜9,177 （平均5,868）	4,026〜34,496 （平均12,579）
LDH	正常範囲	90%：＜1.5 N 10%：＞1.5 N（一時期）
	急性増悪期・末期：上昇	急性増悪期・末期：上昇
症状出現までの期間	1〜8年（中央値3年）	
生存期間中央値	8年9ヵ月	3年

型の早期をみているものと考えることができる．

図20に初診時臨床症状のある群とない群の生存曲線を示した（eventはATLで死亡）が両群間には有意差を認めた（p=0.007，Logrank）．

しかし，初診時全く無症状でありながら1〜2年の短期間で死亡する例もあり，全く均一な集団とはいい難い面がある．症状の有無に関わらず慢性型の経過はきわめて多様であり広範囲にわたるのが特徴であるともいえる．

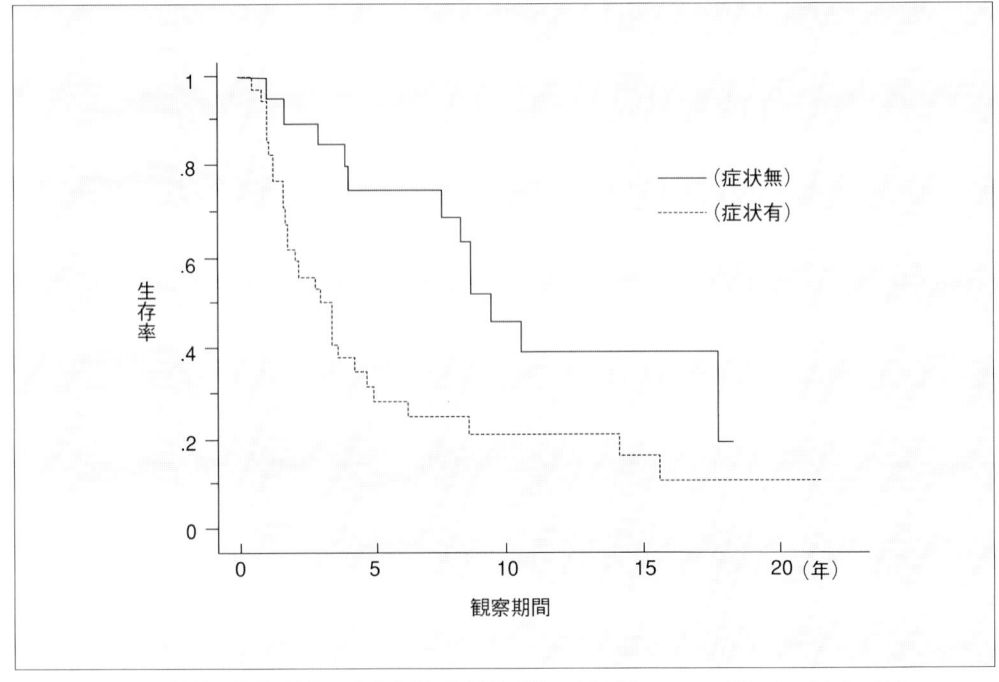

図20 慢性 ATL の生存曲線（初診時病状の有無別）　　（Kaplan Meier 法）

5. 皮膚型

　著者らは以前より血液やリンパ節にはほとんど異常がなく，皮膚病変を主徴とする ATLL の皮膚病変型が存在することを指摘してきた[7]が，最近まで主な ATLL の分類には皮膚型を含むものはなかった。しかし，近年皮膚科領域を中心にその病態としての独立性がやっと認識されるようになった。

　臨床的には皮膚病変が持続したり，寛解・増悪をくり返したりするので皮膚科で取り扱われることが多い。また，末梢血に核の変形した異常リンパ球（T 細胞）が出現すると内科へ相談を受けることもある。

　従来，皮膚の T 細胞性悪性リンパ腫は菌状息肉症と Sézary 症候群，および lymphomatoid papulosis を含む cutaneous T cell lymphoma（CTCL）と，その他の T 細胞性悪性リンパ腫に分類されている。これらの皮膚の T 細胞型悪性リンパ腫と HTLV-I の関係を調べてみると，皮膚科的にも組織学的にも菌状息肉症と診断されるものの中に HTLV-I が関係しているものが見出される。

　HTLV-I が関係していない菌状息肉症とは，肉眼的にも組織学的にも区別することが困難である。また，皮疹の形態が菌状息肉症とは異なるが，種々の全身性の皮膚病変を呈するもの

表21 ATLLの皮膚病変型

症 例	皮疹の性状	末梢血異常リンパ球(%)	転帰	経過	死因	HTLV-Iの関与
1. 菌状息肉症型						
1) KM 49歳 ♀	浸潤性紅斑〜茸状皮膚腫瘤	0〜1	死亡	3年	肺炎	抗ATLA(+), ATLA3.7% (PB)
2) WT 61歳 ♀	同 上	0〜6	死亡	1年	悪液質	mono, integration (tumor cells)
3) ES 71歳 ♀	浸潤性紅斑〜肉芽腫様腫瘤	0〜2	死亡	3年	悪液質	抗ATLA(+), ATLA+(PB) (PB)
4) ME 70歳 ♂	浸潤性紅斑〜腫瘤形成	0〜6	死亡	3年	感染症	抗ATLA(+), ATLA9.9% (tumor)
5) YY 70歳 ♀	同 上	0〜3	死亡	15年	感染症	抗ATLA(+), ATLA48.6% (PB)
2. 非菌状息肉症型						
1) IK 65歳 ♀	浸潤性紅斑〜扁平隆起性皮疹	0〜10	死亡	2年	肺炎	抗ATLA(+), ATLA2.2% (PB)
2) UT 59歳 ♀	同 上	2〜7	生存 (6年)			抗ATLA(+), ATLA2.7% (PB)
3) HS 52歳 ♀	浸潤性紅斑〜皮下腫瘤	0〜1	死亡	1年	ATLへ	抗ATLA(+)

ATLA: ATL cell associated antigen

の中にHTLV-Iが関係している例があり，かなり急速に悪化して末期に白血化し急性ATLの病像へと進展するものもある。したがって，皮疹の形態からこのタイプは菌状息肉症型と非菌状息肉症型に分類するのがよいと思われる。

なお，菌状息肉症に果たしてHTLV-Iが関係しているか否かについては，ATLL非多発地帯である関東地区の下山ら[8]の報告によると，ほとんど全症例抗HTLV-I抗体陰性であるといわれている。一方，ATLL多発地帯である鹿児島，熊本，長崎例の報告では，菌状息肉症と診断される例に抗HTLV-I抗体陽性例が多い[9,10]。

著者の経験では，皮膚の腫瘍細胞のHTLV-I provirus DNA検索でモノクローナル・インテグレーションが認められる例があり，菌状息肉症と診断される症例の一部にHTLV-Iが関係していることは確実と思われる。また最近，Saxingerら[11]はデンマーク人の菌状息肉症59例のうち9例が抗HTLV-I抗体陽性であるとし，HTLV-Iの関与を示唆している。

表21にATLLの皮膚型の臨床，血液像とHTLV-Iの関係を示した。以下に，菌状息肉症型と非菌状息肉症型に分けて症例を呈示する。

1) 菌状息肉症型

[症例]〔表21，1—1)〕49歳，女性

昭和54年3月，足関節周囲に搔痒を伴う紅斑が生じ，次第に全身に拡がった。同年9月には紅斑上に隆起性の腫瘤を形成し，その数および大きさを増す。昭和55年2月，頭部，顔面

を除く全身に大小の浸潤性紅斑，マッシュルーム様の腫瘤を形成し，大きなものは鶏卵大となる（口絵写真29）。表在リンパ節腫脹は触知しない。

浸潤性紅斑および腫瘤部の2ヵ所より生検を行った。組織学的には，両者ともにクロマチン濃染症の核をもった細胞や，核変形の著明な大型の異型細胞が真皮上層に密に浸潤し（口絵写真30），表皮内にPautrierのmicroabscessを形成している。

以上の臨床的・組織学的所見により菌状息肉症と診断した。種々の治療により一進一退であったが，昭和57年頃より，頭部・顔面にもマッシュルーム様の腫瘤を多発するようになった。再度腫瘤の生検を行ったが，前回と同様の組織所見であった。

同時に行った腫瘍細胞の表面マーカーは，76.5％がE-rosette陽性のT細胞であった。昭和57年2月頃から末梢血に0〜2％程度の異常リンパ球の出現が認められるようになり，抗HTLV-Ⅰ抗体160×陽性，末梢血単核細胞の培養でHTLV-Ⅰ抗原陽性細胞が3％程度認められた。治療はVEMP療法，PUVA療法，Liniac照射などを行ったが末期に肺炎を併発し，昭和57年10月，約3年の経過で死亡した。

HTLV-Ⅰが関係した菌状息肉症は長期間に及ぶpremycotic stateがない点で古典的な菌状息肉症とはやや趣を異にしている。同時にその経過がかなりaggressiveであることも特徴のようである。しかし，皮疹の形態，組織像からは両者の鑑別は困難である。

現在，皮膚科学会ではHTLV-Ⅰとの因果関係が明らかになれば菌状息肉症とは区別すべきであると考えられている。重要なのは皮膚科医が見ても菌状息肉症としか言いようがない症例にHTLV-Ⅰが関係していることに注意すべきだということである。このような症例をどのように分類するのかは今後の重要な課題であるが，著者はATLLの皮膚型と考えている。

2）非菌状息肉症型

［症例］〔表21，2—3）〕52歳，女性

昭和60年1月，左下肢に母指爪甲大の紅斑を認め，2月初めには躯幹，下肢にも多発するようになった。躯幹の紅斑上には直径1〜2cm大の扁平隆起性の腫瘤が出現した。表在リンパ節腫大はなく，血液像にも異常を認めなかった。また入院後の全身内臓諸器官の検索でも異常所見は認められなかった。紅斑部と腫瘤部の2ヵ所の生検を行い，組織学的に検討した。

紅斑部では真皮上層にやや大型の細胞浸潤が散在してみとめられる。表在内にはPautrierのmicrobscessがみられた。腫瘤部では表皮真下から真皮中層まで核小体の明瞭な大型腫瘍細胞の密な浸潤がみられ，mitosisも多い。悪性リンパ腫（LSG分類，大細胞型）の組織像であった。

ステロイドホルモンとエンドキサンの内服で皮疹は改善をみ，以後外来にて経過観察していた。昭和60年10月頃から後頭部に小指頭大の腫瘤が出現し，全身にも拡がった。生化学検査でも次第に血清LDHやCaの上昇が認められるようになり，同年12月にはLDH 6,603 U，Ca 21.7 mg/dlと著増し，意識状態も低下したため再入院した。

入院時，白血球数 14,300/μl，大型で好塩基性の胞体をもち，空胞もみられる Burkitt 細胞様の異常リンパ球が 42% 認められ，急性 ATL と診断した（口絵写真 12）。化学療法，輸液療法などを行ったが，昭和 61 年 1 月 10 日全経過 1 年で死亡した。

本例は抗 HTLV-I 抗体陽性であり，その他の詳しいウイルス学的検査をしていないが，皮膚型から最終的には急性型へと進展し死亡した症例と考えられた。

附）最近の典型的な ATLL 皮膚型の 1 例

（症例）41 歳，女性，長崎県で出生

家族歴：ATLL はないが父方に悪性腫瘍が多い。

既往歴：特記事項なし

主訴：皮膚腫瘤

現病歴：平成 14 年 5 月，背中に直径 1 cm 前後の痒みを伴う紅色の皮膚結節が出現。その後次第に数が増加し，腰部や前胸部，頸部にも認められるようになった。6 月，皮膚科において皮膚結節の生検を受けて悪性リンパ腫と診断され，血液内科紹介となった。

診察所見：ほぼ全身の皮膚に紅色の皮膚結節または最大径 1.5 cm までの皮膚腫瘤を触知するが，リンパ節腫大や肝脾腫は全く認めず，その他の部位にも異常を認めなかった。

検査所見

検血：RBC 470×10⁴/μl，Hb 12.2 g/dl，WBC 5,300/μl（Ba 2%，St 5%，Seg 71%，Ly 18%，Mo 4%，異常細胞は認めず），Platelet 18.9×10⁴/μl

生化：LDH 207（基準値 115-229），Ca 10.6 mg/ml，その他のデータ全て正常。

血清：抗 HTLV-I 抗体　陽性，可溶性 IL-2R 1,270 U/ml，HBs-Ag 陽性。

表面マーカー（皮膚腫瘍）：CD2 92.4%，CD3 30.5%，CD4 1.5%，CD8 0.3%，CD25 61.1%

Southern blotting（皮膚腫瘍）：HTLV-I プロウイルスのモノクローナルな組み込みあり。

胸腹部 CT：深部リンパ節腫大を認めず。

ガリウムシンチ：皮膚腫瘍部以外への取り込み認めず。

経過：皮膚以外には全く所見を認めなかったため，皮膚科入院の上 PUVA 療法が行われた。しかし，皮膚腫瘍は次第に増大し，約 2 カ月後には最大径 8 cm となったため内科転科し，現在 LSG 15 療法を受けている。この間，リンパ節の腫大なく，末梢血にも異常細胞を認めず，また LDH 値も正常のままである。

［まとめ］

1) HTLV-I 関連疾患の中に，血液やリンパ節にほとんど異常がなく皮膚病変を主徴とする ATL の皮膚病変型が存在する。
2) これらは菌状息肉症型皮疹を呈するものと非菌状息肉症型皮疹を呈するものに大別される。

3) 菌状息肉症型は前駆期がはっきりせずに古典的な菌状息肉症の電撃型（d'embl'ee 型）に相当するものが多い。
4) しかし，急性 ATL やリンパ腫型などに比べると 1〜3 年の比較的緩やかな経過を辿る。
5) ATL 多発地帯においては，皮膚の T 細胞腫瘍では HTLV-I との関係を検索していくことが必要である。

　診断基準上は皮膚腫瘤が存在すること，リンパ節腫大がないこと，リンパ球増加がないこと，異常リンパ球がキャリアの範囲内であること，皮膚病変部の組織で HTLV-I の単クローン性バンドが証明されることが必須である

II. Pre-ATL（preleukemic state of adult T-cell leukemia）

　ATLLの多い長崎地方では末梢血に核の変形した異常リンパ球が1〜2％から数％出現している HTLV-I キャリアをみることが多く，時には10ないし20％程度の異常リンパ球が出現していてATLではないかと紹介されてくることもある。

　しかし彼らは白血病の症状が全くない無症候性キャリアであり，著者らは血液学的に pre-ATL として経過を観察していた。HTLV-I が発見された後，これらの症例の HTLV-I プロウイルスの組み込みを調べてみると単クローン性であった。その後，血中に少数（1〜4％程度）の異常リンパ球が出現している健常キャリアにも単クローン性が認められる人たちが多数いることを発見した[12]。

　それ以来，1）末梢血の異常リンパ球の出現率には多少の差があっても（1ないし15％程度）異常リンパ球の増殖傾向がない，2）無症状で健康な日常生活を送っている，3）末梢血リンパ球にはHTLV-Iプロウイルスの単クローン性組み込みが認められる，などの特徴を示す例を pre-ATL として追跡調査を行ってきた[13,14,15]。

　今回，20年近くにわたって観察してきた上記のような pre-ATL 56例を分析した。

　その結果，リンパ球系細胞の絶対数が 4,000/μl 以上で LDH＜1.5N の症例は慢性型 ATL と診断しても問題ないと考えて，その内の20例を今回の分類に準じて再分類しその結果を先に記した（表19）。

表22　LSG分類による"くすぶり型ATL"の経過（異常リンパ球≧5％，リンパ系細胞＜4,000/μl）

No	年齢	性別	初診時WBC/μl	リンパ球数/μl	異常リンパ球(%)	追跡期間	転帰
1	51	(女)	2,400	1,152	8	13年	生存
2	57	(女)	4,100	1,845	8	11年9ヵ月	生存
3	56	(女)	4,200	1,596	15	16年3ヵ月	慢性型→健常キャリア
4	66	(女)	5,200	3,406	8	6年4ヵ月	生存
5	72	(女)	5,300	2,014	17	4年10ヵ月	生存
6	68	(男)	5,600	2,788	20	5年10ヵ月	生存
7	77	(女)	5,700	2,508	13	3年	ATL死亡
8	55	(女)	5,900	1,121	6	1ヵ月	カリニ肺炎
9	75	(女)	6,200	3,782	11	1年4ヵ月	他病死
10	59	(女)	6,700	3,376	14	3年10ヵ月	生存
11	68	(男)	6,900	2,139	10	6年1ヵ月	他病死
12	55	(女)	7,300	3,540	13	12年10ヵ月	ATL発症後寛解
13	75	(男)	8,900	3,738	13	9年5ヵ月	他病死
14	60	(男)	9,000	3,600	12	8年	生存
15	45	(女)	9,700	3,492	6	18年	ATL死亡
16	32	(女)	9,800	3,038	7	13年	ATL死亡

表23 健常キャリア［(異常リンパ球 (1～4％), モノクロナリティ (+))］の経過

No	年齢	性別	初診時WBC/μl	リンパ球数/μl	異常リンパ球(%)	追跡期間	転帰
1	42	(女)	4,100	2,009	1	16年	ATL死亡
2	76	(女)	4,500	1,305	3	3年11ヵ月	ATL死亡
3	75	(女)	4,600	1,979	4	1年	カリニ肺炎
4	43	(女)	5,100	3,213	1	16年	生存
5	76	(女)	5,100	3,315	4	9年4ヵ月	他病死
6	80	(女)	5,300	2,385	1	11年5ヵ月	生存
7	52	(女)	5,900	3,363	1	16年3ヵ月	生存
8	59	(男)	5,900	2,478	3	7年6ヵ月	ATL死亡
9	64	(男)	7,000	3,500	1	13年6ヵ月	生存
10	50	(男)	8,000	3,920	1	11年5ヵ月	生存
11	45	(男)	8,500	3,485	4	13年5ヵ月	生存
12	77	(男)	9,000	3,246	1	6ヵ月	他病死

さらに, 異常リンパ球が5％以上でリンパ系細胞4,000/μl未満の, LSG分類で"くすぶり型ATL"に相当する16症例を表22に示した。5～20年の観察の結果, ATLLを発症した例は5例 (31％) であり, 3年, 13年, 18年後に死亡 (2例は生存) している。1例は1年後に慢性型に移行し抗癌剤治療を受け軽快し, 17年後の現在も健常キャリアの状態である。また, 他の1例は11年10ヵ月後に急性増悪し, 治療後寛解している。死亡は7人であり, 3人がATLLで死亡, 4人が他病死 (1人はカリニ肺炎) であった。3人が11年以上の経過で生存中である。

さらに, 末梢血異常リンパ球が1～4％と少ないがモノクローナルインテグレーションを持つ健常キャリア12例についてその経過を表23に示している。

このなかで急性型ATLを発症した例は3人 (25％) であり, それぞれ3年11カ月, 7年

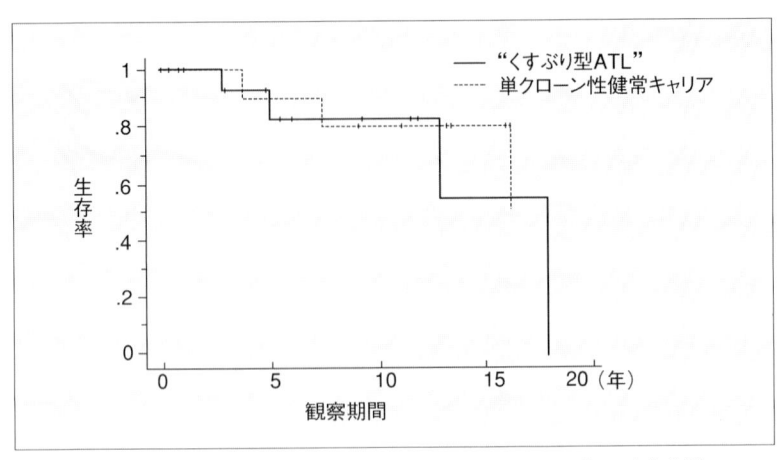

図21 単クローン性健常キャリアと"くすぶり型ATL"の生存曲線
(Kaplan Meier法)

6カ月，16年後に死亡している。その他の死亡例は3例で，老衰，肺ガン，カリニ肺炎が原因であった。残る6人が11年5カ月～16年間後も生存中である。この群と前述の"くすぶり型ATL"の間にはATL発症率，生存期間（図21）に差はない。したがって両者は同一集団であると見るのが妥当であり，追跡開始の時点で白血病と断定した病名をつけるのは適当ではないと考える。両群は一括してpre-ATLとして将来ATLへ進展するpotentialをもった前臨床期として捉えておく方がいい。

ただし，pre-ATLの状態は一般のキャリアに比べると20～30％が将来ATLを発症するハイリスク群であることも忘れてはならない。

表24に76人の健常キャリアの内，末梢血で異常リンパ球が多く見られた例，すなわち100個のリンパ球につき5個以上（1例のみ2個）の異常リンパ球が見られたキャリアの2年間隔での血液像，ATLA（ATL associated antigen），プロウイルスDNAの検査結果を示す。ATLAの発現はおおよそ一定しているが末梢血の異常リンパ球は変動していることがわかる[16]。

また，症例1と14の2例にプロウイルスのモノクローナルインテグレーションが認められ，異常リンパ球の出現率は白血球百分率で2.6％と1.8％であった。

表24 HTLV-I proviral DNA の検索を行った18名の carrier

No	age	sex	anti-ATLA	WBC(lymphocyte %)		Abnormal lymphocyte(%) lymphocyte(WBC)		ATLA		proviral DNA
				1982	1984	1982	1984	1982	1984	1984
1	42	(女)	40×	4,000(31)	4,300(43)	6(1.9)	6(2.6)	+	+	+M
2	72	(女)	10×	3,900(34)	3,100(41)	10(3.4)	8(3.3)	+	+	+R
3	46	(女)	20×	8,200(30)	8,200(31)	7(2.1)	5(1.5)	+	+	+R
4	72	(男)	20×	5,800(38)	6,200(31)	2(0.8)	9(2.8)	+	+	+R
5	62	(女)	40×	5,200(33)	5,500(47)	8(1.0)	9(4.2)	−	+	+R
6	46	(男)	40×	5,300(40)	6,300(38)	3(1.2)	6(2.3)	+	+	+R
7	49	(女)	160×	6,600(31)	8,100(34)	6(1.9)	5(1.7)	−	+	+R
8	61	(男)	(+)	6,100(50)	5,800(48)	1(0.5)	6(3.0)	−	+	−
9	55	(男)	20×	7,100(46)	4,900(58)	0(0)	10(5.8)	−	−	−
10	42	(女)	20×	5,800(45)	6,900(39)	3(1.4)	2(0.8)	+	+	−
11	49	(女)	40×	5,300(34)	6,200(49)	2(0.7)	5(2.4)	ND	−	±
12	61	(男)	20×	8,100(38)	7,700(27)	3(1.1)	6(1.6)	+	+	±
13	49	(男)	40×	4,800(27)	5,100(38)	4(1.0)	5(1.9)	+	+	+R
14	43	(女)	40×	2,900(59)	7,300(26)	11(6.5)	7(1.8)	+	+	+M
15	55	(女)	320×	6,200(51)	7,900(51)	7(3.6)	10(5.1)	−	+	+R
16	44	(女)	10×	5,500(34)	6,200(31)	1(0.3)	5(1.5)	+	+	+R
17	72	(男)	640×	5,900(43)	5,800(38)	2(0.9)	6(2.3)	+	+	+R
18	64	(女)	40×	3,800(40)	6,100(40)	6(2.4)	6(2.4)	−	+	−

ND: not done　　　　ATLA: ATL cell associated antigen
M: monoclonal integration
R: random integration

われわれの観察では健常キャリアの 10～20 ％ に異常リンパ球が認められ[12,17]，その内の約 10 ％ にモノクローナルインテグレーションが認められている[12]。また，481 例のキャリアの DNA 検索を実施し，1.2 ％ に HTLV-I のモノクローナルインテグレーションを証明した[18]。

以上のような成績から，末梢血の異常リンパ球を 5 ％ の基準で分けても異常リンパ球数は経年的に変化するものであり，また，血液標本を見る人によってもカウントが異なってくるので確実なものではない。さらに，表 24 に示しているように異常リンパ球が 5 ％ 以上あっても単クローン性を認めない例（症例 9，15）もあるし，5 ％ 未満でも単クローン性の例（症例 1，14）もある。したがって異常リンパ球 5 ％ は一つの目安にすぎないため，異常リンパ球が確認された例では，サザン法を用いて単クローン性を証明しておく方が客観的であり，彼らを ATLL 発症のハイリスク群（pre-ATL）として位置づける方が科学的である。

附 1) Smoldering ATL は白血病か？

症例：68 歳（男）　高血圧症，慢性胃炎，異常リンパ球出現

平成 8 年 1 月から高血圧，気管支炎にて近医受診。その際，血液検査にて末梢血に異常リンパ球が出現しており，抗 HTLV-I 抗体が陽性であることを指摘された。発熱，全身倦怠感，食思不振，リンパ節腫脹，発疹などの症状はない。その後降圧剤，胃薬など服薬しつつ通院しているが，健常な日常を送っている。その間の血液検査は表の通りである。この 7 年間，血液中の異常リンパ球は 2 ％ から最大 18 ％ の間を変動している（表 25）。

表 25　ある"くすぶり型 ATL"例の経過観察（血液像の推移）

観察日	96.1.10	97.1.14	98.10.8	99.2.10	99.7.26	00.2.17	00.7.3	01.3.1	01.9.6	02.3.10	02.12.5
白血球数/μl	9,000	9,300	7,500	7,300	7,000	6,800	7,800	6,700	7,100	7,300	7,600
リンパ球％	40	39	48	47	39	30	37	26	36	34	40
異常リンパ球％	12	18	7	2	14	3	6	3	8	9	6

（古豊医院提供）

このような症例を smoldering という名のもとに ATLL の範疇に含めてよいものであろうか。先に記したようにこのような例の約 30 ％ 程度しか ATLL には進展しない。LSG による ATLL の診断基準が出来て 10 年余りがすぎた。見直す時期がきていると思う。

附 2) 皮膚病変を伴い病型分類が難しい例

現在，"くすぶり型 ATL"として報告されている症例の約 70 ％ は附 1) に記したような皮膚病変はなく，血液に異常リンパ球が出現しているだけの症例である[19]。もともと，"くすぶり型 ATL"とされるものは皮膚病変を前駆症状として長期間経過し，末梢血にごく少数（0.5～2.0 ％）の異常リンパ球が出現したものであった。このような症例は現在の LSG 分類では病型分類が困難となっている。

症例　72歳　男性　pre-ATL疑い──→急性型へ

平成9年2月から手足から紅斑が出現し次第に全身に拡った。同年3月皮膚科から内科紹介，リンパ節腫脹（−），肝脾腫（−），全身に落屑を伴う紅皮症あり。白血球数16,200（Ly 9％，異常Ly 3％），血清LDH 567 U（正常：50〜400 U），単クローン性高γ-gl血症（＋），抗HTLV-I抗体（＋），前腕の皮膚生検でリンパ球浸潤あり，一部UCHL-I（＋）のT細胞の浸潤を認めるも明らかなATLL細胞の皮膚浸潤との確診には到らなかった。その後，経過を観察していたが1年半後の平成10年8月から全身倦怠感が強くなり，再入院。入院時，リンパ節腫脹（−），肝脾腫（−），紅皮症は消褪していたが全身皮膚は角化強く乾燥状態。

白血球数12,100（異常Ly 23％），血清LDH 2,381 U，急性ATLへ進展した症例を考えて抗癌剤による化学療法を実施。全身状態の著明な改善をえて同年10月退院となった。本例は末梢血リンパ球のクローン性増殖を証明してないのでpre-ATL疑いとした。

コメント：本例は"くすぶり型ATL"と最初に報告された症例に相当する[20]，現在のLSG分類ではこのような症例（異常リンパ球5％以下）は皮膚の生検で腫瘍性病変を証明する必要がある。腫瘍性病変がない際はいずれの病型にも分類されない。しかし，こういう症例を含めて先の血液異常だけの症例が"くすぶり型ATL"と報告されているものが大部分を占めている。以上のように"くすぶり型"という名のもとに腫瘍性疾患ではないものがATLLのなかに含まれる結果となっている。

附3）異常リンパ球について

核の変形したリンパ球（口絵写真31，32，33，34）をすべて異常リンパ球とすると，

1）HTLV-I非感染健康成人（非キャリア）の約5％に，HTLV-I感染健康成人（キャリア）の約10〜20％程度に，白血球百分率で1〜2％程度以上の異常リンパ球が末梢血に出現する。両群間の異常リンパ球出現率には統計学的有意差がある[17]。大須賀ら[21]の報告ではキャリアの約30％に異常リンパ球が検出されるとしている。

2）このような異常リンパ球が出現したHTLV-Iキャリアの内，約10％にSouthern blottingでHTLV-I感染リンパ球の単クローン性増殖が認められる[12]。

3）異常リンパ球の出現率が3％以上の人はすべてHTLV-Iキャリアであった[17]。

4）HTLV-Iキャリアでは異常リンパ球出現率とHTLV-Iプロウイルスのインテグレーションの間には関係がない（表24）。すなわち，異常リンパ球が5％以上ありながら，ランダムインテグレーションのこともあるし，さらにプロウイルス陰性のこともある。逆に表24の症例1や14のように異常リンパ球が2％程度でモノクローナルなこともある。

5）異常リンパ球の出現率は経年的に変動する（表24，25）。

6）異常リンパ球の形態的定義は難しいが口絵写真31の上段の細胞は非キャリアにみられた細胞である。下段（キャリア）左端のクロマチンの豊富な大型細胞や口絵写真32の異常リン

パ球はHTLV-I感染にかなり特異的な細胞とおもわれる。この例は異常リンパ球の出現率1％であったが単クローンであった。

7) 口絵写真34の2個の核の変形した大型細胞は急性ATL細胞と区別がつかないがHTLV-Iプロウイルスのインテグレーションはランダムであった（表24の症例3）。

8) 急性ATLの診断基準を満たさない症例で末梢血に異常リンパ球が16％以上出現している例は同時にリンパ球系細胞数も増加しておりほとんど慢性ATLに分類される（表19）。

9) 異常リンパ球5〜15％の症例はその約40％がリンパ球系細胞数＞4,000/μl以上の慢性型に，残りの60％がLSG分類のくすぶり型となるが（表19，22，23），このくすぶり型は先に記したようにいまだ白血病ではない。

Ⅲ．ATLLの診断に要する検査

1．抗HTLV-I抗体

ATLLあるいはそのリンパ腫型が疑われたらHTLV-Iにたいする抗体検査を行う。ただし，抗体が陽性でもATLLの診断が確定するわけではない。単にキャリアがHTLV-Iと無関係の白血病や，リンパ腫を発症した可能性があるからである。抗体が陰性であれば当然ATLLは否定される。

抗体検査はゼラチン粒子凝集法[22]や酵素抗体法[23]でスクリーニングし，陽性であれば蛍光抗体法[24]やWestern blot法で確認する方法が一般的であったが，現在では酵素抗体法の精度が上がっており単独で判定してもいい。

2．細胞表面マーカー

以前は羊赤血球とのrosette形成により，T細胞（羊赤血球に対するレセプターをもっている）と同定していた《口絵写真1》。しかし，現在ではフローサイトメトリーを用いて，目的の細胞と各種モノクローナル抗体との反応を調べることにより，T細胞の亜型まで同定できるようになった。

ATLL細胞は通常CD2，CD3，CD4，CD25（IL-2レセプター），およびHLA-DRが陽性であるが，胸腺細胞に発現しているCD1は陰性である。このようにATLL細胞は骨髄や胸腺原発のT細胞とは異なり，分化の進んだリンパ節由来の末梢性T細胞としての表面抗原をもち，同時にIL-2レセプターやHLA-DRなども発現し活性化T細胞としての特徴をもってい

る[25]）。

　リンパ腫型の場合も生検リンパ節細胞は急性型の末梢血白血病細胞と同様の表面マーカーを有する。また，細胞外部分が分泌された soluble IR-2 レセプターは ATLL の病勢を LDH よりも良く反映しており，有用性が高いマーカーである。これについては別項で述べる。

3．HTLV-I プロウイルスの証明

　HTLV-I が関係した腫瘍であることを確認するために，HTLV-I プロウイルスの腫瘍細胞への単クローン性の組み込み（integration）を証明する必要がある。その原理は第 8 章に記すように ATLL 細胞内に組み込まれたウイルス DNA がアイソトープでラベルした HTLV-I プローブとハイブリダイズして，1 本のバンド（単クローン性を示す）を形成することに基づいている。これは以下のような Southern blotting 法で可能である。図 22 の左側上段のように HTLV-I キャリアの状態ではウイルスは宿主のリンパ球 DNA のいろいろな部位に挿入されている（random integration）。

　宿主リンパ球 DNA をある一定の部位（ここでは模式的に A，B，C，D，E）で切断する制限酵素 Eco R1（この酵素はプロウイルスの塩基配列中に切断される個所はないため，図 23 の破線で示したウイルス遺伝子の外側の両端で切れる）で処理する。その結果，リンパ球 DNA はプロウイルスの外側の宿主リンパ球 DNA の一定の塩基配列を示す部位で切断される。プロウイルスを含む DNA は図 23 の上段のように種々の大きさに分断される。

　一方，図 23 の右側のように HTLV-I プロウイルスが，ある特定の部位に組み込まれた"a"という 1 個のリンパ球だけが癌化して増殖すると，白血病細胞として単クローンの状態になる。この際，Eco R1 という同じ制限酵素で同様に処理すると，図 23 の右側のように C と D で切断された一定の長さの宿主 DNA を含むプロウイルス DNA 断片ができる。その DNA を寒天ゲル内で電気泳動すると，マイナスに荷電している DNA は陽極に向かって流れる。

　その際，短い DNA 断片ほど速く流れるため，DNA がサイズごとに分離できる。次に寒天ゲルをニトロセルロース膜のような取り扱いの容易な特殊なメンブレンに毛細管現象を利用して，DNA を移す（blotting という）。

　一方，遺伝子配列が既知の HTLV-I（あるいはその遺伝子の一部）を ^{32}P や ^{125}I などのアイソトープや蛍光物質であらかじめラベルしておき（プローブという），前述のフィルターの上に流す。1 本鎖 DNA は自分と同じ構造をもったもの同士ハイブリダイズ（2 本鎖となる）する性質があるので，フィルター上に HTLV-I 遺伝子が存在するとラベルされたプローブがそこに集積する。それを十分に洗浄した後，レントゲンフィルムと共に －80℃ で適当な時間露出すると，アイソトープに感光したバンドが認められる（オートラジオグラフィー）。

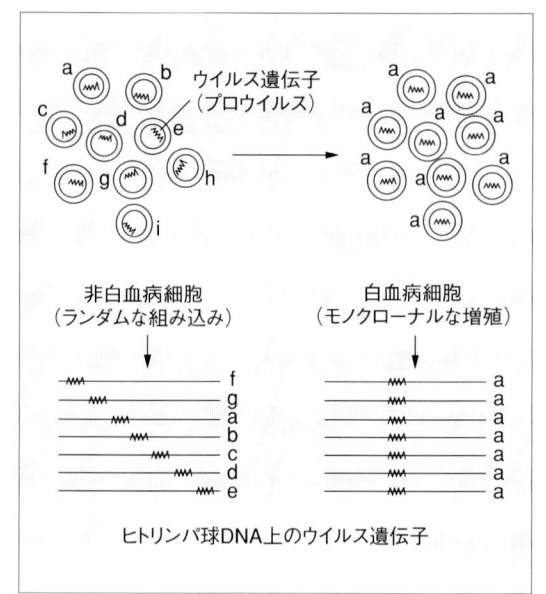

図22　リンパ球 DNA への HTLV-I の組み込み

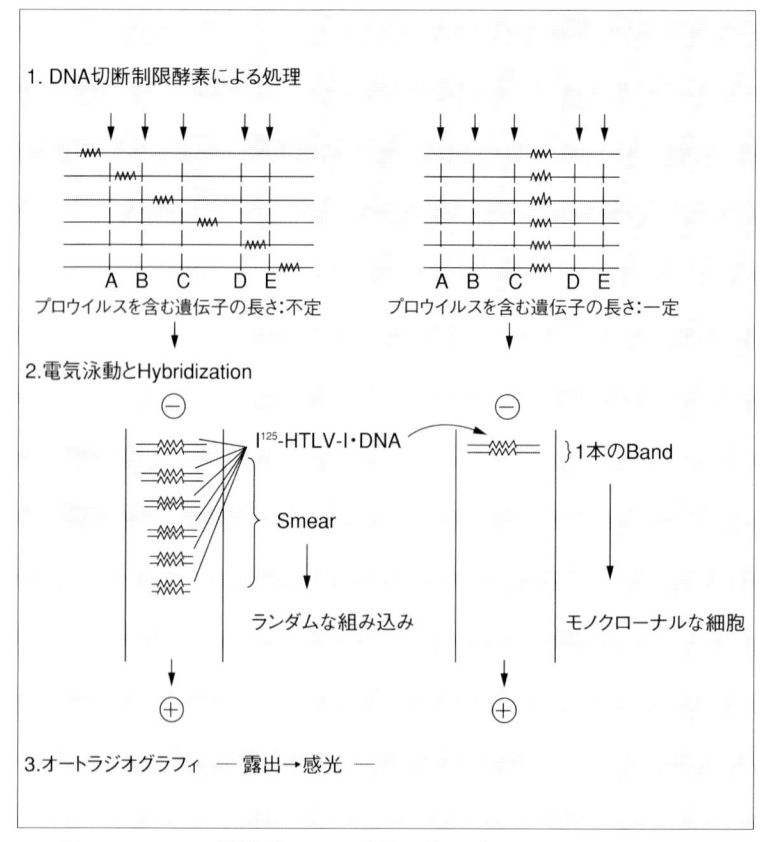

図23　HTLV-I 感染細胞と ATL 細胞の違い（Southern blotting 法）

写真 23 の Eco R1 で処理した場合に 1 本のバンドが認められると，HTLV-I プロウイルスが宿主リンパ球のきわめて長い DNA の一定の部位に組み込まれていることを示している。このことは DNA レベルで調べても単一細胞集団であることを物語っている。
　急性型，慢性型，リンパ腫型，皮膚型，pre-ATL，ではモノクローナルなバンドが認められる[13,26,27]。一方，スメア状に認められる場合はポリクローナルな細胞集団であり，いまだ感染症の状態にあることを示している[28]。HTLV-I キャリアや HAM 患者ではスメア状に認められる。

4．病理組織診断

　リンパ節や皮膚の病理組織診断は，急性型の場合は血液学的に診断できるので，不可欠の検査というわけではない。しかし，リンパ腫型や皮膚型では確定診断のために生検が必要である。
　リンパ腫型では罹患リンパ節の生検によって LSG 分類によるびまん性悪性リンパ腫，大細胞型や多形細胞型などの組織診断がなされていたが，近年 WHO 分類が採用されることが多い[2]。多核の巨細胞を混じた pleomorphic の組織像であれば ATLL が疑われる。しかし，腫瘍細胞が T 細胞か否かは HE 染色だけでは確定が難しいので，T 細胞に対するモノクローナル抗体を用いて免疫組織染色により確認する。なお，急性型でもできるだけリンパ節生検を行い，組織型とともに細胞学的検査を行うことが望ましいが，一般に，血液学的診断が優先される。ただし，慢性型と血液学的に診断していても病理組織像が大細胞型や多形細胞型と診断される例は，ATLL の病理で詳しく記したように急性 ATL である（第 4 章）。

第 5 章　文　献

1) Shimoyama, M., et al.: Diagnostic criteria and classification of clinical subtype of adult T-cell leukemia-lymphoma. Areport from the lymphoma study group (1984-1987). Brit. J. Haematol., 79 : 428-437, 1991.
2) Jaffe ES. et al.: WHO classification of tumors: Pathology and genetics of tumors of haematopoietic and lymphoid tissues. IARC Press Lyon, 2001.
3) Shimoyama, M., et al.: Some clinical characteristics of reticulum cell sarcoma and lymphoblastic lymphosarcoma with reference to leukemic transformation. Reccent Adv. RES Res. 12 : 166-182, 1972.
4) Kinoshita K., et al.: Clinical, hematological and pathological features of T-cell leukemia-lymphoma in the Nagasaki district. Acta. Haematol. Jpn. 44 : 1431-1443, 1981.
5) 栗田宗次，ほか：白血性細網肉腫症．臨床血液．14 : 1354-1358, 1973.

6) 木下研一郎：急性 ATL と慢性 ATL．Modern Physician 7：230-232, 1987.

7) 木下研一郎, ほか：ATL 周辺疾患．皮膚科 MOOK No.8 皮膚のリンフォーマ．pp. 222-234, 金原出版, 東京, 1987.

8) Shimoyama, M. et al.：Anti-ATLA (antibody to the adult T-cell leukemia cell-associated antigen)-positive hematologic malignancies in the Kanto district. Jpn. J. Clin. Oncol. 12：109-116, 1982.

9) Amagasaki, T. et al.：Adult T-cell leukemia associated antigen (ATLA) and anti-ATLA antibodies in mycosis fungoides. Jpn. J. Clin. Oncol. 12：321-324, 1982.

10) 黒木康雅, ほか：HTLV-I と菌状息肉症との関連について―自験 12 例の検討―．臨床皮膚科 44 (15)：361-366, 1990.

11) Saxinger, W. C. et al.：Occurrence of HTLV-I antibodies in danish patients with cutaneous T-cell lymphoma. Scand. J. Haematol 34：455-462, 1985.

12) Ikeda, S., et al.：Detection of preleukemic state of adult T-cell leukemia (pre-ATL) in HTLV-I carriers. Cancer Detection and Prevention, 14 (4)：431-435, 1990.

13) Kinoshita K., et al.：Preleukemic state of adult T cell leukemia；abnormal T lymphocytosis induced by human adult T cell leukemia-lymphoma virus. Blood 66 (1)：120-127, 1985.

14) 池田柊一, 他：Pre-ATL (Preleukemic state of adult T-cell leukemia) の病態と意義．臨床血液, 27：677-685, 1986.

15) Ikeda, S., et al.：Clinical course of human T-lymphotropic virus type I carriers with molecularly detectable monoclonal proliferation of T lymphocyte. Blood, 82：2017-2024, 1993.

16) 樅田三郎, ほか：Human T-cell leukemia virus type-I (HTLV-I) carrier における末梢血リンパ球形態の経時的観察および HTLV-I provial DNA の検索．臨床血液 27：1583-1589, 1986.

17) 尼崎辰彦, 他：Human T-cell leukemia virus (HTLV) Carrier における末梢リンパ球の形態学的観察．臨床血液, 26：1430-1435, 1985.

18) Chen Y.：Molecular detection of pre-ATL state among healthy HTLV-I carriers in an endemic area of Japan. Int. J. Cancer 60, 798-801, 1995.

19) T-B リンパ系腫瘍研究グループ：第 8 次成人 T 細胞白血病/リンパ腫 (ATL) 全国実態調査の報告, 癌の臨床, 44 (3)：381-399, 1998.

20) Yamaguchi, K. et al.：A proposal for smoldering adult T-cell leukemia：a clinico-pathologic study of five cases. Blood 62：758, 1983.

21) 大須賀武雄, ほか：血液像検査で検出される核異型を有する大型リンパ球出現例の抗 ATLA 抗体陽性率．医学のあゆみ 135 (3)：257-259,

22) Ikeda, M. et al.：A new agglutination test for serum antibodies to adult T-cell leukemia virus. Gann 75：845-848, 1984.

23) Taguchi, H. et al.：Enzyme-linked immunosorbent assay of antibodies to adult T-cell

leukemia-associated antigen. Gann 74 : 185-187, 1983.

24) Hinuma, Y. et al. : Adult T-cell leukemia antigens in an ATL cell line and detection of antibodies to the antigen in human sera. Proc. Natl. acad. Sci. U. S. A. 78 : 6476-6480, 1981.

25) 上平 憲, ほか : ATL 細胞. 化学療法の領域 5 : 26-36, 1989.

26) Yamaguchi, K. et al. : The detection of human T-cell leukemia virus proviral DNA and its application for classification and diagnosis of T cell malignancy. Blood 63 : 1235-1240, 1984.

27) Yoshida, M. et al. : Monoclonal integration of human T-cell leukemia provirus in all primary tumors of adult T-cell leukemia suggests causative role of human T-cell leukemia virus in the disease. Proc. Natl. Acad. Sci. U. S. A. 81 : 2534-2537, 1984.

28) Yamaguchi, K., et al. : Polyclonal integration of HTLV-I proviral DNA in lymphocytes from HTLV-I seropositive individuals : an intermediate state between the healthy carrier state and smoldering ATL. Brit. J. Haematol., 68 : 169-174, 1988.

第6章　ATLLの免疫不全・合併症・経過・死因

I. ATLLの免疫不全と合併症

　HTLV-Iはヒトの CD4 抗原陽性細胞に感染し，長い潜伏期の後，CD4 抗原陽性細胞を癌化させる。一方，AIDS の場合は HIV（Human Immunodeficiency Virus）が CD4 抗原陽性細胞に感染し，細胞を破壊する。そのため CD4 抗原陽性細胞が減少し，免疫不全が起こる[1〜3]。

　ATLL の場合は，癌化した CD4 抗原陽性細胞が発生場所であるリンパ節内で急激に増殖するため，正常の CD4 抗原陽性細胞をはじめ，いろいろなリンパ系細胞が障害されて主に細胞性免疫不全が起こる[4,5]。

　ATLL における免疫不全の発生は，骨髄由来の急性骨髄性白血病などでみられる貧血，その他の造血障害に相当する。

　ATLL では，Hodgkin 病や B リンパ腫に比べると腫瘍細胞の増殖と拡がりが高度である。それだけに免疫不全が強く，健康人にはみられないような特殊な感染や，日和見感染症を合併してくる。

　ATLL の免疫能の低下を示すパラメーターとして入院時の PPD 皮内反応をみると，ATL では 15 %，リンパ腫型では 25 % が陽性であるにすぎない（表 26）。これは，B-ML の陽性率 60 % や Hodgkin 病の 37.5 % よりもかなり低い[8]。

　さらに，リンパ腫型の PPD 皮内反応は末梢血のリンパ球数が 1,000/μl 以上であってもその 76.5 % が陰性である。これに対し，B リンパ腫や Hodgkin 病ではそれぞれ 40 % と 50 % である。

　このことは，リンパ球がかなり存在してもリンパ腫型ではリンパ球の質的異常が他のリンパ腫よりも高度であることを表わしている。

表26 各種リンパ系腫瘍のPPD皮内反応とリンパ球数

治療前リンパ球数		PPD 皮内反応	
		(＋)	(－)
急性型		8(15.4%)	44(84.6%)
リンパ腫型	Ly≧1,000/μl	4(23.5%)	13(76.5%)
	Ly＜1,000/μl	3(30.0%)	7(70.0%)
	合計	7(25.9%)	20(74.1%)
B-ML	Ly≧1,000/μl	3(60.0%)	2(40.0%)
	Ly＜1,000/μl	2(66.6%)	1(33.4%)
	合計	5(62.5%)	3(37.5%)
Hodgkin病	Ly≧1,000/μl	3(50.0%)	3(50.0%)
	Ly＜1,000/μl	0(0%)	2(100%)
	合計	3(37.5%)	5(62.5%)

表27 ATLLにみられる感染症

	急性ATL (69例)	リンパ腫型 (48例)
細菌性肺炎	24 (34.8%)	3 (6.3)
真菌感染	6 (8.7)	5 (10.4)
カリニ肺炎	5 (7.2)	3 (6.3)
敗血症	3 (4.3)	3 (6.3)
全身水痘	2 (2.9)	1 (2.1)
結核	2 (2.9)	1 (2.1)
Isospora belli	1 (1.4)	0 (0)
計	43/69≒62.3% vs	18/48≒37.5%*

＊：$p<0.01$ (χ^2検定)

以上のように，ATLLの細胞性免疫能の低下は未治療時からすでにHodgkin病などよりも高度である。そのため，ATLLでは初診時，あるいは入院時から既に感染症の合併が高率にみられる。

著者の経験では，71人のATLの内，カリニ肺炎4人，細菌性～ウイルス感染症3人，クリプトコッカス髄膜炎，全身カンジダ症各2人，帯状疱疹1人，戦争イソスポーラ原虫による下痢症1人などであった。

入院時からこのような合併症があると，基礎疾患であるATLLの治療がきわめて難しく，またそれが，予後の悪い要因となっている。

ATLLの経過中にみられた感染症の発生率を表27に示した。急性ATLでは約60%，リンパ腫型では約40%に感染症の合併がみられる。各種感染症のなかでは肺感染症が最も多く，

表28 PPD皮内反応陽転例の経過とリンパ球数

		治療開始前のPPD皮内反応 (リンパ球数/μl)	→期　間→	治療開始後のPPD皮内反応 (リンパ球数/μl)	治療に対する反応
1.	リンパ腫型	5×3*(1,500)	──2 M──→	12×11(1,000)	PR
2.	リンパ腫型	0×0 (760)	──2 M──→	23×19(1,276)	CR
3.	リンパ腫型	1×1 (1,040)	──1 M──→	10× 8(1,200)	PR
4.	リンパ腫型	0×0 (1,200)	──3 M──→	10×10(1,000)	CR
5.	リンパ腫型	0×0 (252)	──2.5 M──→	25×25(900)	CR
6.	リンパ腫型	8×8 (400)	──3 W──→	12×10(500)	CR
7.	リンパ腫型	4×4 (957)	──2.3 M──→	15×15(900)	PR
8.	リンパ腫型	0×0 (110)	──1 M──→	15×15(750)	PR
9.	急性ATL	0×0	──3.5 M──→	37×40	CR
10.	急性ATL	3×4	──4 M──→	10×12	PR
11.	急性ATL	4×4	──2.5 M──→	15×15	CR

※ PPD皮内反応の直径(mm)　M：Month　W：Week
　PR：Partial remission　CR：Complete remission

その原因は細菌性，真菌性，カリニ肺炎，サイトメガロウイルス感染症などである。特にATLLでは，原虫による感染（カリニ，戦争イソスポーラ・ベリ，糞線虫など）が起こってくるのが特徴である。

このような特殊な感染症は，健康人はもとより他の基礎疾患をもった人にもほとんどみられない合併症である。なお，糞線虫感染症は沖縄地方に多く，ATLL患者だけでなくキャリアにも多発しているといわれている[6]。

ウイルス感染症として帯状疱疹の合併もよくみられるが，時には免疫不全のために全身水痘となって致命的となることもある。また，生前は診断が困難であるが，剖検してみるとサイトメガロウイルス感染が多くの臓器にみられる例も多い。

著者は，慢性ATLの患者で10年の経過中に，口唇癌→帯状疱疹→伝染性軟属腫（パピローマウイルス）→口腔カンジダ症→カリニ肺炎，サイトメガロウイルス感染，など免疫不全による多くの感染症を併発し，最終的に中枢神経系への浸潤のため死亡した慢性ATL症例を経験した[7]。

ATLLではこのような各種感染症が一旦発生すると致命的となることが多い。特に急性ATLの死因の約40％はこれらの感染症である。しかし，このような高度な免疫能の低下も治療が奏効すると1～3ヵ月で回復してくる。表28に示すように，リンパ球数やPPD皮内反応を指標としてみると治療開始後1～3ヵ月で回復している。

ATLLの寛解導入期には，この危険な期間を乗り切ることが必要である。臨床的にも治療開始後3ヵ月までの間に種々の感染症の発生をしばしば経験する。

ATLL治療開始後1～2ヵ月は，ちょうど急性骨髄性白血病の寛解導入期に好中球が著減し

ている状況に類似している。この時期にステロイドホルモンを長期に大量に使用すると免疫不全状態を一層悪化させる。

著者の経験では ATLL でプレドニゾロン 30〜40 mg 程度を漫然と1ヵ月以上も使用している例があり，それらの症例の中に真菌症やカリニ肺炎が多発している。

附）ATLL の治療と免疫能の回復[8]

治療開始前に PPD 皮内反応が陰性で治療後に陽転化した ATLL 症例を表 28 に示している。

ATLL でも，治療が奏効し腫瘍細胞が減少〜消失すると，正常の免疫能が回復してくることが明らかである。早いものでは前述の症例のように1ヵ月で陽転化してくる。これは，麻疹などに罹患してアネルギーが起こる際にも，PPD 皮内反応の回復には1ヵ月程度を要するといわれていることとよく一致する。

一方，長いものでは［表 28，症例 10］の急性 ATL のように4ヵ月かかって陽転化してくるものもある。

リンパ腫型では先にも記したように，末梢血にリンパ球がかなり存在していても PPD 反応は陰性である。しかし、化学療法が有効な場合にはリンパ球数にはあまり変化がなくても PPD 反応が陽転化することが注目される（表 28 の症例 1，3，4，6，7）。それらはリンパ球の質的な機能回復が起こるからであろう。

また，リンパ球数が 500〜700/mm^3 程度であれば，［表 28，症例 6，8］のように PPD 反応が陽性となり得ることも興味深い現象といえる。

II．ATLL の経過と死因

図 24 に急性 ATL の経過と死因を模式的に図示した。

入院時既に感染症を合併し全身状態が悪く，急性 ATL に対する治療ができないままに，あるいは抗がん剤の使用により免疫能が一段と低下し，感染症を誘発してくる。入院後早期（2〜5ヵ月）に死亡する例は急性 ATL 症例の約 40％を占める。その内の半数は感染症が死因となっている。

この時期の死亡例では抗がん剤を十分投与するまでに至らない場合が多い。次に，入院3ヵ月を過ぎると部分寛解程度になる例も出てくるが，同時に抗がん剤により一時期減少していた白血病細胞が再び増殖し，薬剤抵抗性となり腫瘍死に至る例が増えてくる。また，この時期にも感染症の合併が少なくない。入院3ヵ月以後の死亡は全体の 60％を占めるが，その内，感

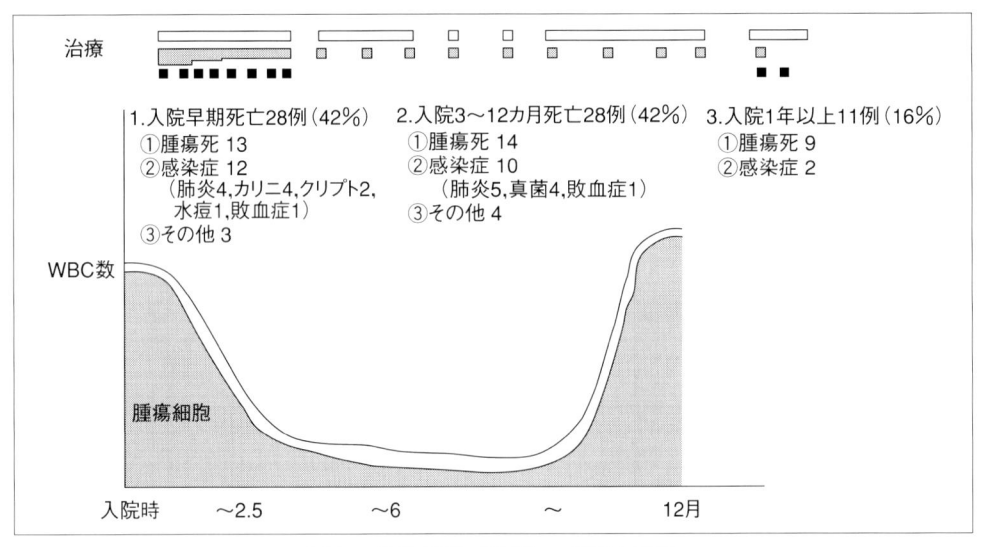

図24 急性ATL（67例）の経過と死因

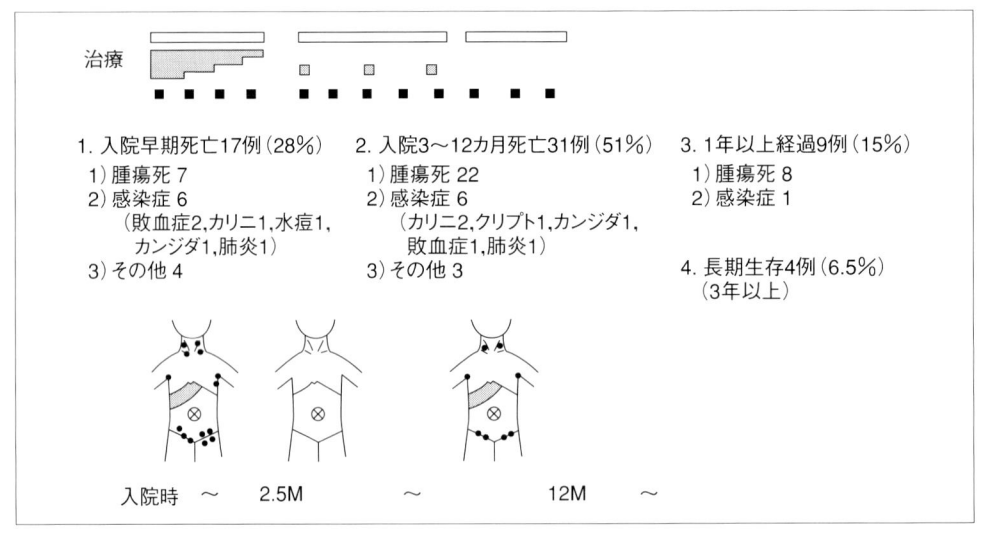

1. 入院早期死亡28例（42%）
   ① 腫瘍死 13
   ② 感染症 12
      （肺炎4, カリニ4, クリプト2, 水痘1, 敗血症1）
   ③ その他 3

2. 入院3〜12カ月死亡28例（42%）
   ① 腫瘍死 14
   ② 感染症 10
      （肺炎5, 真菌4, 敗血症1）
   ③ その他 4

3. 入院1年以上11例（16%）
   ① 腫瘍死 9
   ② 感染症 2

図25 リンパ腫型（61例）の経過と死因

1. 入院早期死亡17例（28%）
   1) 腫瘍死 7
   2) 感染症 6
      （敗血症2, カリニ1, 水痘1, カンジダ1, 肺炎1）
   3) その他 4

2. 入院3〜12カ月死亡31例（51%）
   1) 腫瘍死 22
   2) 感染症 6
      （カリニ2, クリプト1, カンジダ1, 敗血症1, 肺炎1）
   3) その他 3

3. 1年以上経過9例（15%）
   1) 腫瘍死 8
   2) 感染症 1

4. 長期生存4例（6.5%）
   （3年以上）

染症によるものが40％にのぼる．入院後6〜12ヵ月の間に全体の80％程度が死亡する．

1年以上生存できる患者は全体の20％足らずと少ない．このような例も1〜2年の間には再発して腫瘍死となる．再発時には，白血病細胞が増加せずにリンパ節や皮膚などに再発をきたし，リンパ腫型や腫瘤形成型となるものがある[9]．急性ATLでは感染症死が全体の約40％を占める．リンパ腫型の場合（図25）は，急性ATLに比べると感染症による死亡が少なく

腫瘍死となる例が多い。約70％が腫瘍死である。これは入院時のツベルクリン反応をみても，リンパ腫型（陽性率26％）が急性ATL（陽性率15％）ほど免疫能が低下していないことと関係している。それでも入院2〜3ヵ月までの早期死亡例の35％は感染症によるものである。

入院3ヵ月を過ぎると，リンパ腫型では速やかに再発してくる。一旦再発してくると薬剤抵抗性であり腫瘍死となる。しかし，リンパ腫型では入院時の感染症や低栄養状態の合併などが急性ATLに比べると少ないのでかなり思いきった化学療法ができる。

リンパ腫型では，初期の化学療法を十分に行っていれば長期の寛解が得られることもある。

第6章　文献

1) Barr'e-Sinoussi, F. et al.: Isolation of a T-lymphotropic retrovirus from a patient at risk for Acquired immune deficiency syndrome (AIDS). Science 220: 868-871, 1983.
2) Levy, J. A. et al.: Isolation of lymphocytopathic retrovirus from San Francisco patients with AIDS. Science 225: 840-842, 1984.
3) Fauci, A. S.: Immunologic abnormalities in the acquired immunodeficiency syndrome (AIDS). Clinical Research 32: 491-499, 1984.
4) 市丸道人，ほか：成人T細胞性白血病（ATL）の臨床．臨床科学 19: 229-236, 1983.
5) 山口一成，ほか：ATLの病態分類．図説臨床「癌」シリーズATL（成人T細胞白血病），pp. 10-16, メジカルビュー社，東京，1986.
6) 伸田精伸：ATLと糞線虫症．図説臨床「癌」シリーズATL（成人T細胞白血病），pp. 80-86, メジカルビュー社，東京，1986.
7) 中尾英人，ほか：10年におよぶ経過を観察しえた慢性型成人T細胞白血病の1例．日内会誌，76: 1876-1880, 1987.
8) 木下研一郎，ほか：血液学的にみた悪性リンパ腫の病像，3 治療によるリンパ球の推移と免疫能の回復．日血会誌 49: 1068-1080, 1986.
9) 木下研一郎，ほか：悪性リンパ腫の表面形質の研究，Ⅷ末期に急性転化様の細胞形態の変化を示したT細胞増殖性疾患．日本網内系学会会誌 22: 77-89, 1982.

第7章　ATLLの治療

I. 急性型およびリンパ腫型の治療方針

1. 治療の基本理念

　ATLL患者は免疫不全に近い状態にあり，さまざまな日和見感染症を合併する。1982年から1992年の間に入院したATLL患者110例と，同時期に入院した非ホジキンリンパ腫患者109例について入院期間中の感染症を比較してみると，重症感染症はATLLの場合62.5％であったのに対し，非ホジキンリンパ腫患者の場合は27.5％である[1]。感染症の種類も特徴的であり，カリニ肺炎や真菌感染症，サイトメガロウイルスやヘルペスウイルス感染症などの細胞性免疫能低下時に見られる感染症が多い（表29）（最近はST合剤を予防投与するためカリニ肺炎はほとんど見られなくなった）。

　感染症の合併に加えて急性型では高Ca血症による腎機能の低下や，ATLL細胞の浸潤によるさまざまな臓器障害を伴っていることが多く，全身状態が低下していることが多い（肝浸潤や消化管への浸潤，中枢神経系への浸潤が高頻度であり，ATLL患者のPerformance status：PSは非ホジキンリンパ腫患者と比較して有意に低下している[2]）。全身状態の低下にも関わらず，ATLL細胞の増殖力は強く，また一般に抗癌剤に対して抵抗性である（ATLL細胞は薬剤耐性遺伝子産物であるmultidrug resistance protein（MRP）やlung resistance protein（LRP）を過剰発現し[3]，特にLRPはATLLの予後因子となることが明らかにされている[4]）。したがって治療を開始する際には，以下の点を心がける。

　①可能な限り入院のうえ中心静脈栄養管理とし，全身状態の改善に努める。高Ca血症のために脱水や腎機能低下がある場合は輸液を十分に行って利尿をつけ，高Ca血症に対する治療

表29 ATLL患者および非ホジキンリンパ腫患者に合併した感染症[1]

感染症	ATLL(112例)	非ホジキンリンパ腫(109例)	
肺炎	23	10	p<0.05
肺炎疑い	17	7	
敗血症	6	3	
口腔内感染症	9	5	
直腸肛門部感染症	3	2	
皮膚感染症	4	0	p<0.05
尿路感染症	5	2	
結核	3	0	
カリニ肺炎	5	0	p<0.05
真菌感染症	16	5	p<0.05
サイトメガロウイルス感染症	9	1	p<0.05
帯状ヘルペス	12	6	
単純ヘルペスウイルス感染症	9	0	p<0.01
EBウイルス感染症	1	1	
合計	122	42	p<0.001

を同時に始める。

②感染症に対する早期診断早期治療開始を心がけ，ST合剤や抗真菌剤の予防投与を直ちに開始する（著者の経験では初診時からカリニ肺炎を合併している患者の場合，カリニ肺炎に対する治療とATLLに対する治療を同時に開始して寛解に導入することが可能であった）。

③重篤な感染症や臓器浸潤のために著しく全身状態が低下し，full doseの抗癌剤に耐えられないと判断される場合は減量して抗癌剤を開始し，全身状態の回復を待ってfull doseに切り換える。

④多くの症例で初期の数回の化学療法には良く反応するが，2～3カ月後には治療抵抗性となり再増殖することが多い。G-CSFを投与して好中球の回復を促し，可能な限り治療間隔をあけないようにする。

⑤中枢神経系への浸潤を防止するため，MTXやプレドニン，キロサイトなどの予防的髄注を適宜行う。

2. 多剤併用化学療法

厚生労働省がん研究助成金指定研究班の研究グループであるJapan Clinical Oncology Group (JCOG) によって，ATLLに対する臨床第II相試験であるJCOG9303が1994年から1996年までの3年間行われた[5]。登録された96例の内訳は急性型が58例 (60.4％)，リンパ腫型が28例 (29.2％)，慢性型の予後不良群が10例 (10.4％) である。これらの症例に対し

	日	1	8	15 16 17	29
A) VCAP					2コース目開始日
オンコビン	1 mg/m²（静注）(2 mg/bodyまで)	○			
エンドキサン	350 mg/m²（点滴静注）	○			
アドリアシン	40 mg/m²（点滴静注）	○			
プレドニン	40 mg/m²（経口）	○			
B) AMP					
アドリアシン	30 mg/m²（点滴静注）		○		
サイメリン	60 mg/m²（点滴静注）		○		
プレドニン	40 mg/m²（経口）		○		
C) VECP					
フィルデシン	2.4 mg/m²（静注）			○	
ラステット	100 mg/m²（点滴静注）3日間			○○○	
パラプラチン	250 mg/m²（点滴静注）			○	
プレドニン	40 mg/m²（経口）3日間			○○○	

- A) → B) → C) を1コースとし、7コース行う。B)，C)は好中球が500/μl以上であることを確認後行う。
- 1コース終了後12日間休薬し、次のコースのA)は好中球が1,000/μl以上であることを確認後行う。
- 好中球が1,000/μl以下になった場合は、治療日およびその前日以外はノイトロジン（100μg）、グラン（75μg）またはノイアップ（50μg）の皮下注射を連日行う。
- 1，3，5コース終了後、血小板が70,000/μlに回復した時点で、メソトレキセート15mgとプレドニン10mgを注射用蒸留水5mlに溶解して髄注する。

図26　治療スケジュール（LSG15）

表30　JCOG 9303(LSG 15療法)の治療成績

	急性型 (n = 56)	リンパ腫型 (n = 27)	慢性型 (n = 10)	合計 (n = 93)
CR(%)	11(19.6)	18(66.7)	4(40.0)	33(35.5)
PR(%)	30(53.6)	8(29.6)	4(40.0)	42(45.2)
NC(%)	5(8.9)	1(3.7)	1(10.0)	7(7.5)
PD(%)	8(14.3)	0	1(10.0)	9(9.7)
NE(%)	2(3.6)	0	0	2(2.2)

CR：完全寛解，PR：部分寛解，NC：不変，PD：増悪，NE：評価せず。
登録された96例のうち3例は適応外の症例であったため除外。残る93例のうち2例は登録のみで治療が行われなかったため治療反応性を評価していないが、治療反応性を計算するための分母に加えている。

てLSG15療法が行われ（図26），CR率は35.5％，奏功率（CR＋PR）は80.7％であった（表30）。興味深いのは病型別の治療反応性であり、急性型のCR率が19.6％であるのに対しリンパ腫型のCR率は66.7％と非常に高く、急性型の特殊性（難治性）を浮き上がらせる形となった。全登録例96例のMSTは13カ月とATLLとしては初めて1年の壁を突破し（図

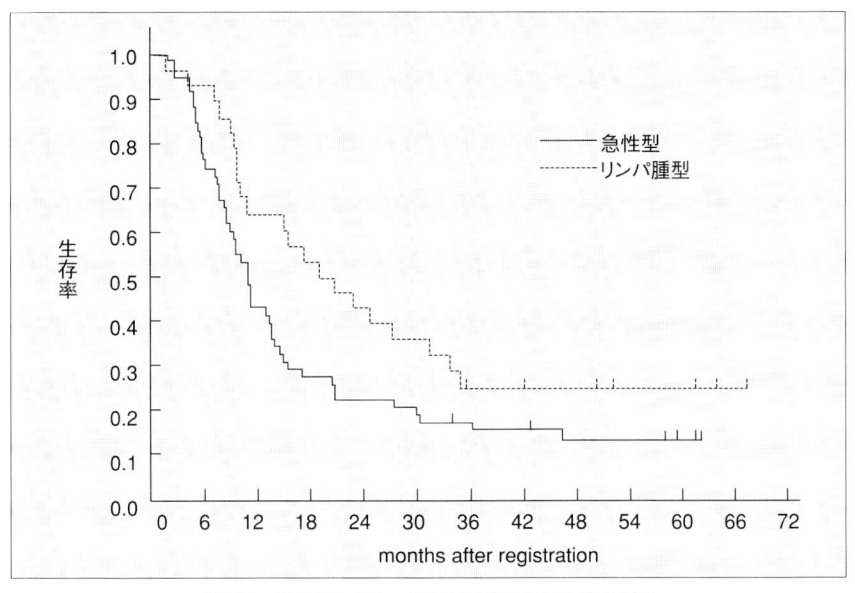

図27 急性型，リンパ腫型の診断後の生存曲線[5]

27），2年，3年，5年での生存率もそれぞれ31.3％，21.9％，17.5％と，これまでのいかなるATLLに対する治療法よりも優れた成績を納めている。治療反応性の結果を反映してリンパ腫型の方が急性型よりも生存期間は長く，MSTは急性型が10.9カ月であるのに対し，リンパ腫型は19.7カ月である（図27）。一方慢性型の生存曲線は両病型の中間に位置しており（データは示していない），改善されたとは言い難い。慢性型にはこのような強力な抗癌剤の間歇投与よりも少用量の持続的な投与が適しているように思われる。有害事象の発生は血液毒性が主体であり，JCOGのtoxicity criteriaでgrade 4の好中球減少（500/μl以下）が82.1％の症例に，grade 4の血小板減少（25,000/μl以下）が52.6％の症例に発生した。しかし非血液毒性は少なく，感染症によるgrade 4の心・肺不全が1例に見られただけである。LSG15は強力な化学療法であるが，比較的安全に行えると言える。しかしMCNUおよびCBDCAが組み込まれているため血液毒性は遷延し，治療のコースが進むに従って治療間隔をあけざるを得ない状態になることが多い。特に血小板減少が遷延して出血傾向が危惧されたが，出血による有害事象は全く発生しなかった（LSG15療法では血小板減少を治療変更の条件とはせず，血小板輸血を適宜行って治療を進めることにしている）。現在JCOGではLSG15を一部modifyした治療法（mLSG15）と，biweekly CHOP療法（biCHOP）の無作為第Ⅲ相臨床試験（JCOG9801）を行っている。

しかし，このような臨床試験に登録される症例は登録の条件を満足した一部の症例である。JCOG9801の一定期間中に登録された36例の背景症例が調査されているが，この間に除外さ

れた症例数は181例にも上る[6]。患者の同意が得られなかった症例（27例）および前治療ありの症例（23例）は当然除外されるべきであるが，他の131例はその他のさまざまな理由によって除外されている。最も多い理由は年齢（54例）であり，次がATL細胞の臓器浸潤などに基づくPS高値（18例）である。つまり言い換えると，高齢でしかも全身状態が低下したような条件の悪い症例は除かれて臨床試験が行われていることになる。より現実に即したデータを得るためには登録の条件を緩める必要があるが，しかしその結果治療関係死の頻度が高くなり臨床試験の続行を困難にする可能性もある。条件の悪い症例には用量を減量して治療開始する事を許可するなど，治療プロトコールの柔軟性を盛り込むのも一つの方法と思われる。

3．造血幹細胞移植

ATLLに対する最初の同種造血幹細胞移植（allo-SCT）成功例は1987年に報告された[7]。その後も各施設おいて散発的に行われ，Utsunomiyaらは自験例を含めた最近の10例について解析を行っている[8]。急性型が8例，リンパ腫型および慢性型がそれぞれ1例であり，allo-SCT施行前の状態はCRが4例，PRが5例，NRが1例であった。移植後からのMSTは17.5カ月（3.5カ月から34.4カ月）であり（図28），5例はdisease freeの状態で生存中である。亡くなった5例のうち再発による死亡は1例のみであり，残る4例はGVHDや感染症な

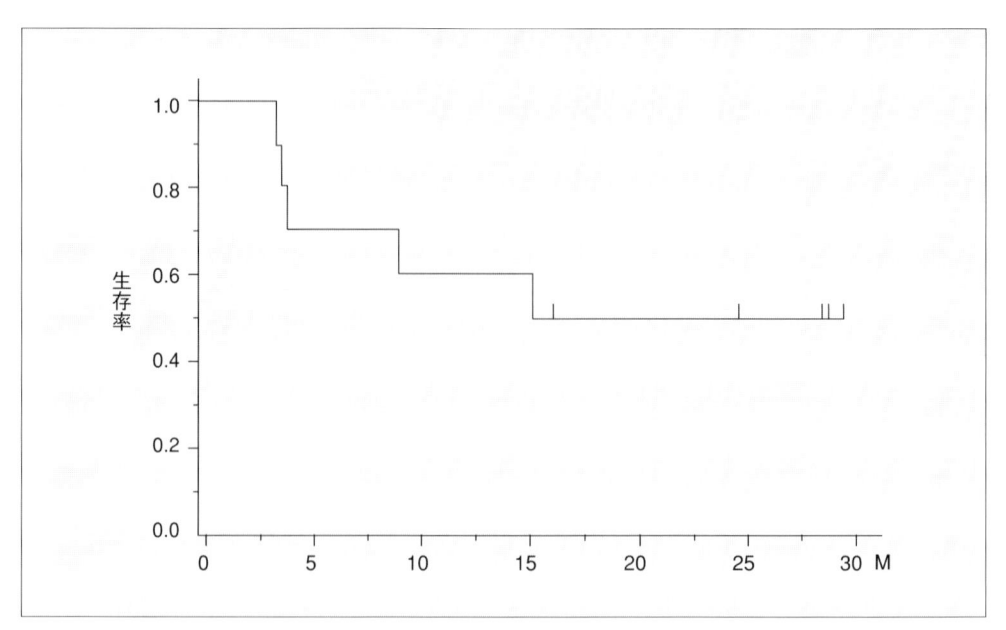

図28　同種造血幹細胞移植を受けた患者の生存曲線（Kaplan Meier法）（Utsunomiya, et al., Bone Marrow Transplant. 27：15-20, 2001）

どの再発以外の原因で亡くなっている。ATLLに対する治療法としてallo-SCTが非常に有効であることを示しているが，問題は早期死亡である。LSG15療法を受けてCRに導入された患者のMSTは3年を越えており，CR例に対してallo-SCTを行う場合は患者に対する十分な情報の開示と同意が求められる。またATLL患者は高齢者が多いため，allo-SCTが可能なのは一部の症例に限られる。この点を解決し，高齢者にもallo-SCTが行えるように現在非骨髄破壊的移植（ミニ移植）が試みられている。

Ⅱ．ATLLにおける感染症対策

ATLLの急性型では85％の症例が入院時PPD皮内反応が陰性であり[9]，著明に細胞性免疫能が低下している。したがってステロイドホルモンの投与はなるべく短期間とし，さまざまな感染症の合併に対する予防対策を行う。ST合剤の内服はカリニ肺炎を予防する上において必須であり，またAmphotericin Bシロップは口腔や食道のカンジダ症の予防に有効である（吸収されないため副作用を心配しなくてよい）。治療期間中はFluconazoleまたはItraconazoleの内服を行わせることもある。

いったん感染症を発症した場合は急速に悪化するため，早期診断を心がける。たとえば肺に浸潤影が出現した場合，ATLL細胞の浸潤なのかカリニ肺炎やサイトメガロウイルスによる肺炎なのか鑑別困難なことが多い。時機を失することなく早急に気管内採痰や経気管支肺生検（TBLB）を行って診断をつける（Pao_2が下がりすぎればこのような検査も出来なくなってしまう）。カリニ肺炎の場合はST合剤の大量内服やPentamidine isotionateの点滴静注または筋注が有効であり，サイトメガロウイルスの場合はGanciclovirが有効である。帯状疱疹もよく起こる合併症であり，しばしば全身に及んで汎発性となるがAciclovirやArasena-Aの点滴静注に良く反応する。原虫による疾患として，沖縄や鹿児島では糞線虫症（*Strongyloidiasis*）の合併が報告されており[10]，時には全身感染症（特に肺）を引き起こす。糞線虫症にはTiabendazole（ミンテゾール）やMebendazole，Albendazoleなどが有効であるとされている。その他頑固な下痢を起こす感染症として*Isospora belli*がある。この場合ST合剤やCiprofloxacinが有効である。

第7章　文　献

1) 森内美幸，ほか：成人T細胞白血病患者に合併した感染症の検討．感染症学雑誌 66：1444-

1448, 1992.
2) Yamada, Y. et al.: Frequent hepatic involvement in adult T-cell leukemia: Comparison with non-Hodgkin's lymphoma. Leukemia Lymphoma 26: 327-335, 1997.
3) Ikeda, K. et al.: Adult T-cell leukemia cells over-express the multidrug-resistance protein (MRP) and lung-resistance protein (LRP) genes. Int. J. Cancer 82: 599-604, 1999.
4) Ohno, N. et al.: Expression of functional lung resistance-related protein predicts poor outcome in adult T-cell leukemia. Blood 98: 1160-1165, 2001.
5) Yamada, Y. et al.: A new G-CSF-supported combination chemotherapy, LSG15, for adult T-cell leukaemia-lymphoma: Japan Clinical Oncology Group Study 9303. Brit. J. Haematol. 113: 375-382, 2001.
6) 福島卓也，朝長万左男：JCOG9801（ATL98）登録状況調査結果―不適格ATL症例の検討―．JCOGリンパ腫グループ班会議資料．2000年6月．
7) Sobue, R. et al.: Treatment of adult T cell leukemia with mega-dose cyclophosphamide and total body irradiation followed by allogeneic bone marrow transplantation. Bone Marrow Transplant. 2: 441-444, 1987.
8) Utsunomiya, A. et al.: Improved outcome of adult T-cell leukemia/lymphoma by allogeneic hematopoietic stem cell transplantation. Bone Marrow Transplant. 27: 15-20, 2001.
9) 木下研一郎，ほか：血液学的にみた悪性リンパ腫の病像，3治療によるリンパ球の推移と免疫能の回復．日血会誌 49: 1068-1080, 1986.
10) Nakada, K. et al.: Monoclonal integration of HTLV-I proviral DNA in patients with strongyloidiasis. Int. J. Canceer 40: 145-148, 1987.

第8章 HTLV-I と ATLL の発症

I. レトロウイルスの特徴

　レトロウイルスの特徴としては，①遺伝子として RNA をもつ，②遺伝子 RNA を DNA に転写する逆転写酵素（RNA 依存性 DNA ポリメラーゼ）をもつ，③感染細胞はその染色体 DNA に組み込まれたウイルス DNA 遺伝子（プロウイルス）をもつ，ことである．
　ヒトの細胞は核に遺伝子として DNA をもち，DNA から転写されて mRNA がつくられる．次に，mRNA が翻訳されてタンパク質ができる，という大きな流れ（セントラルドグマという）がある（図29）．これに対し，レトロウイルスは遺伝子として RNA をもつため逆転写酵

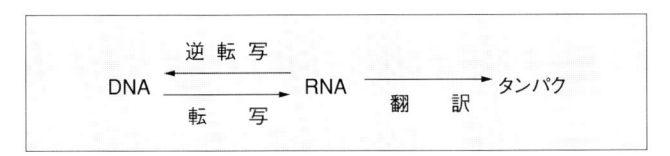

図29　逆転写（reverse transcription）
　RNA がんウイルス粒子には RNA 依存 DNA ポリメラーゼが依存する．この酵素はセントラルドグマにおける転写（DNA → RNA）の逆反応（RNA → DNA）を触媒する酵素で逆転写酵素（reverse traanscriptase）とも呼ばれている．この酵素が発見されて，従来のセントラルドグマの遺伝情報伝達方向に新しい RNA → DNA の方向が付け加えられた．
（藤永薫著[10]，がん遺伝子の分子生物学．講談社，1985 より）

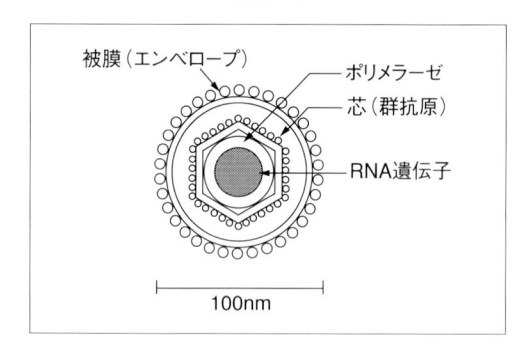

図30 レトロウイルス粒子の構造モデル

素の助けを借りて一旦 DNA を作成し，そののちに順次 RNA，タンパク質を作る（図29）。レトロウイルスのレトロ（retro）は逆方向という意味であり，また reverse transcriptase containing oncogenic virus の頭文字をとったものでもある。

1970年に米国の Temin と Baltimore により発見された，RNA ウイルスが有する逆転写酵素は，きわめて意義深いものであった[1,2]。これにより後に両者ともノーベル賞を与えられている。レトロウイルス1個の粒子（直径 100 nm 程度）には，分子量約300万の単鎖 RNA が含まれている（図30）。この RNA がウイルスの遺伝子で，そのなかに gag, pol, env などの特徴的な遺伝子が含まれている（図31, 32）。このレトロウイルスの生活環を図31に示した。レトロウイルスは宿主細胞表面の特異的受容体と結合し，ウイルスの殻が剝げ（脱殻）て，感染細胞内で reverse transcriptase により DNA ができる。この時，新たな DNA の両端には LTR（long terminal repeat）という鏡面像の塩基配列を持った特殊な遺伝子部分ができる。この部分を拠点に宿主の細胞 DNA へウイルス DNA が入り込んでしまう。このことを組み込みという。宿主細胞 DNA へ組み込まれたこのレトロウイルス DNA をプロウイルスという（図32）。

そしてこのプロウイルスから転写，翻訳が順次なされ，ウイルス RNA と内部タンパク，外被タンパクが細胞内で集合し，細胞膜の"かわ"を着て直径 100 nm 程度のウイルス粒子（virion）となり，細胞外へ出芽（budding）し，次の細胞へ感染していく。ところでレトロウイルスの宿主細胞 DNA への組み込み部位は at random である。

このようにレトロウイルスは外来性の異物であるが，逆転写酵素の働きでウイルス遺伝子が宿主細胞の遺伝子の一部になってしまうという特徴を持つ。したがって，細胞が分裂・増殖すれば，宿主細胞遺伝子の一部となったレトロウイルス遺伝子も同時に増えていく。つまり親細胞から娘細胞へと感染細胞がクローン性に増加していくことになる。レトロウイルスはこのように宿主細胞と共存共栄して種を保存してきた。レトロウイルスには，HTLV-Ⅰの他に AIDS の原因ウイルスである HIV（human immunodeficiency virus）や，C 型肝炎ウイルスなどが含まれるが，その遺伝子として RNA をもつため広く RNA ウイルスともいわれる。こ

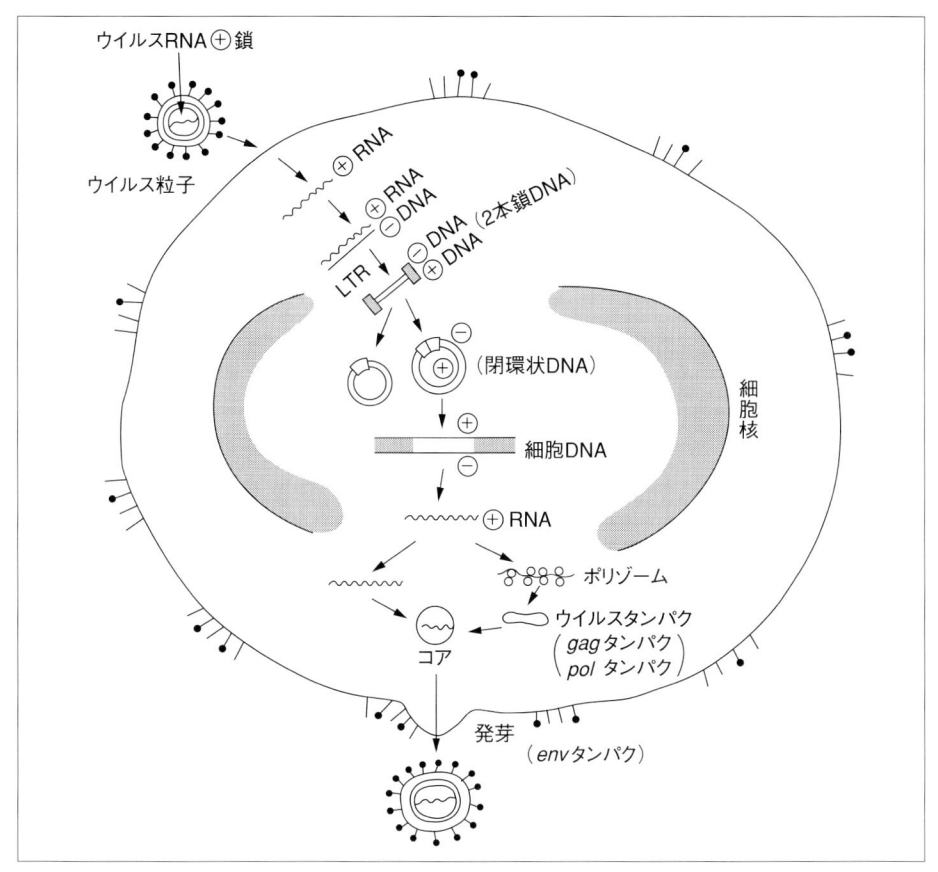

図31 レトロウイルスの生活環

ウイルスが細胞に感染するとウイルス粒子中の逆転写酵素によりウイルスDNAが合成され，2本鎖環状DNAを経て細胞染色体に組み込まれる．組みこまれたウイルスDNAからウイルスRNA，mRNA，そしてウイルスタンパクが合成される．ウイルスタンパクがウイルスRNAを包みこんでコアとなり，発芽によって細胞外へ放出される．

(藤永薫著[10]，がん遺伝子の分子生物学．講談社，1985より)

れに対しEpstein BarrウイルスやHerpes simplexウイルスなどは遺伝子としてDNAをもつためDNAウイルスともいわれる。また，マウスやニワトリなどに感染するレトロウイルスの一部は，感染した細胞を高率に腫瘍化するためoncovirusとも呼ばれる。

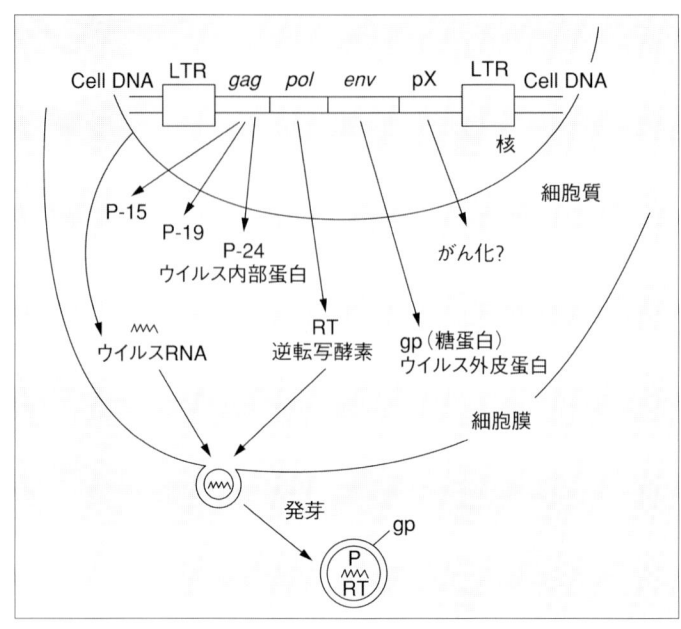

図32 HTLV-Iプロウイルスとウイルスの複製

Ⅱ. HTLV-Iの構造と特徴

　HTLV-Iプロウイルスは9032 bpからなり，構造蛋白をコードするgag，逆転写酵素などの酵素をコードするpol，外被蛋白をコードするenv，そしてHTLV-I特異的な遺伝子領域pXをもつ（図32）[3,4]。転写されるmRNAは3種類あり，スプライスされないゲノムRNA，1回のスプライシングによってできるenv mRNA，2回のスプライシングによるpX mRNAである。PXがコードする主な蛋白はTaxとRexである。Taxはウイルスプロモーター（LTR）からのHTLV-I mRNAの発現を増強するのに対しRexは逆にその発現を抑制するため，ウイルスの一過性発現が可能となる。この一過性発現は，ウイルスが宿主の免疫監視機構から逃れながら増殖することに役立っていると考えられている。実際にHTLV-IキャリアおよびATL患者生体内においてこのウイルスの発現は$1/10^5$程度ときわめて低率である。

　TaxはHTLV-Iのみならず図33に示すさまざまな細胞遺伝子の転写も制御している。Taxが転写を活性化する遺伝子の多くは細胞増殖を促進し，一方，転写抑制する遺伝子の多くは逆に増殖を抑制する。しかしTaxをヒトリンパ球で強制的に発現させても細胞を不死化することはできるが造腫瘍性はなく，Taxを含むウイルスの発現が生体内で低率であることと合せて，TaxのみでATLLの発癌機構を説明することはできない。

転写抑制

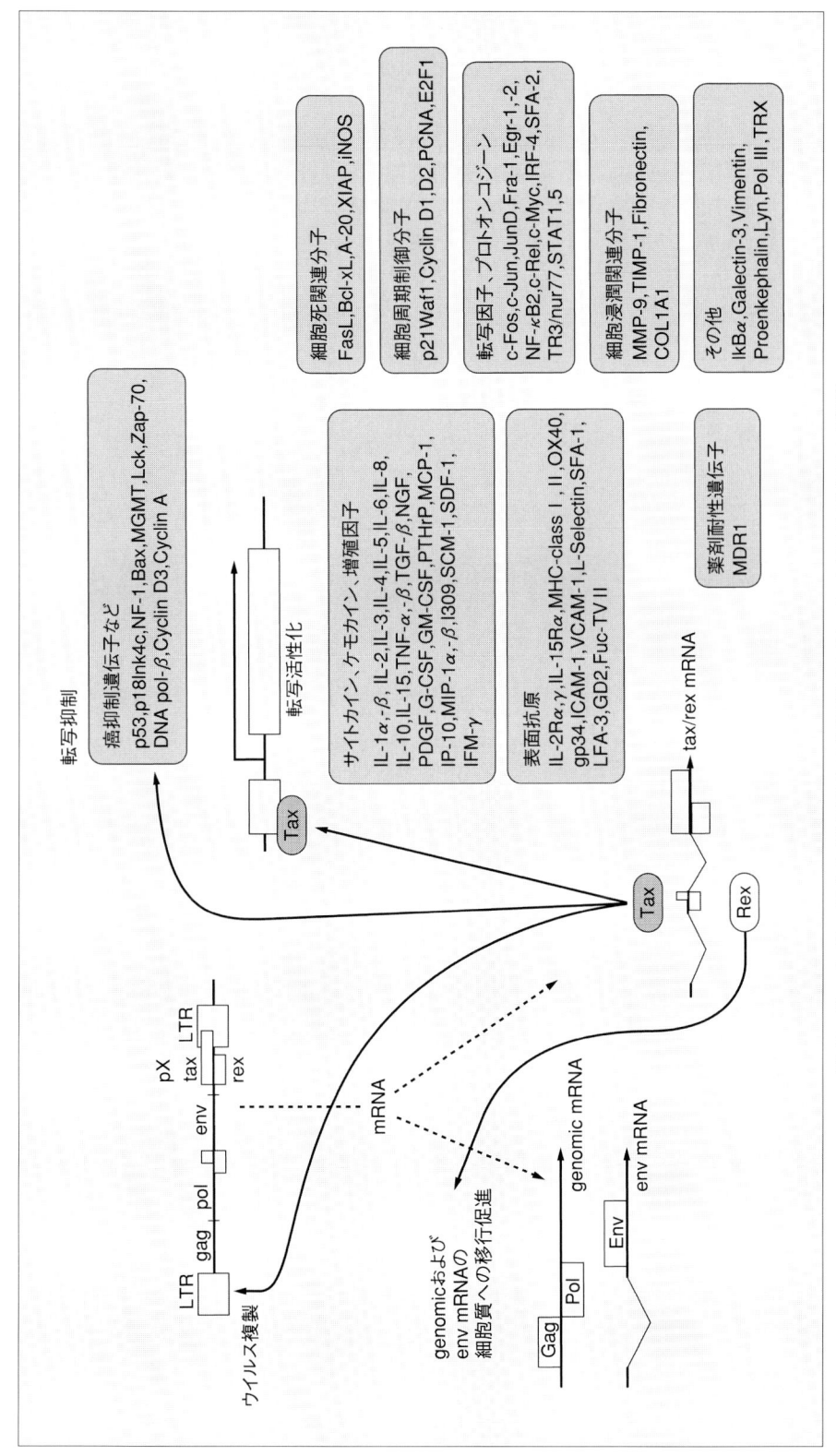

癌抑制遺伝子など
p53,p18Ink4c,NF-1,Bax,MGMT,Lck,Zap-70,DNA pol-β,Cyclin D3,Cyclin A

細胞死関連分子
FasL,Bcl-xL,A-20,XIAP,iNOS

細胞周期制御分子
p21Waf1,Cyclin D1,D2,PCNA,E2F1

転写因子、プロトオンコジーン
c-Fos,c-Jun,JunD,Fra-1,Egr-1,-2,NF-κB2,c-Rel,c-Myc,IRF-4,SFA-2,TR3/nur77,STAT1,5

細胞浸潤関連分子
MMP-9,TIMP-1,Fibronectin,COL1A1

その他
Ik Bα,Galectin-3,Vimentin,Proenkephalin,Lyn,Pol III,TRX

サイトカイン、ケモカイン、増殖因子
IL-1α,-β, IL-2,IL-3,IL-4,IL-5,IL-6,IL-8,IL-10,IL-15,TNF-α,-β,TGF-β,NGF,PDGF,G-CSF,GM-CSF,PThrP,MCP-1,IP-10,MIP-1α,-β,I309,SCM-1,SDF-1,IFM-γ

表面抗原
IL-2Rα,γ,IL-15Rα,MHC-class I, II,OX40,gp34,ICAM-1,VCAM-1,L-Selectin,SFA-1,LFA-3,GD2,Fuc-TV II

薬剤耐性遺伝子
MDR1

図33 TaxとRexによるHTLV-Iの複製制御とTaxによる細胞遺伝子の制御[1]

Ⅲ. ATLLの多段階発癌のメカニズム

　HTLV-Iキャリアにおける生涯ATLL発症率は数％と低く，通常母乳感染から発症まで約60年を要する[5]。ATLLの発症は日本では20歳代からまれに認められ，30〜40歳代で徐々に頻度が高くなり，60歳をピークとして70歳を過ぎると急に低下する，全体として右方に傾いた一峰性の年齢分布を示す。この分布は統計学的にはワイブル分布とよばれ，ATLLの発症は5つの独立した遺伝子の変異の蓄積によることを示唆する[6]。HTLV-IキャリアにおけるATLL発症の危険因子としては，疫学的に男性，喫煙などが報告されている。またATLLの家族内発症も少なくない。2大ATLL好発地域である西南日本とカリブ諸島でのATLL症例の臨床像はほぼ同様であるが，発症年齢は明らかにカリブ諸島で低く10代での発症も見られ，他の感染症などを含む環境要因，人種，人白血球抗原（HLA）などの関連が示唆されている。

　HTLV-Iはhuman immunodeficiency virus（HIV）と同じレトロウイルスだがウイルスの変異率はHIVと比較してきわめて低い。またHIVと異なりHTLV-Iはin vivoでほとんどウイルス蛋白を発現していない。サザンブロッティング法よりも感度がよいPCR法を用いるとキャリアでもオリゴクローナルなHTLV-I感染細胞の増殖を認める。以上よりHIVは自己複製によりウイルス量を増加させるのに対し，HTLV-IはATLL発症前でも感染細胞のクローナルな増殖によりプロウイルス量を増加させていると考えられている。

　HTLV-Iは癌遺伝子を有さず，プロウイルスの染色体への組み込み部位は症例により異なること，さらにはHTLV-Iキャリアの数％が数十年を経てATLLを発症することから，通常の発癌ウイルスの発癌機構とは異なると考えられている。ATLLにおける個々の遺伝子変異の報告では，癌遺伝子の異常はまれである。一方，癌抑制遺伝子p53，p15^{INK4B}，p16^{INK4A}の変異や欠損型HTLV-Iの組み込みは慢性型よりも急性型で高頻度にみとめ，時にこれらの異常は慢性型の急性転化時に出現している。

　ゲノム異常の網羅的解析法として染色体分染法よりも高感度であるcomparative genomic hybridization（CGH）によるATLの数的および構造的染色体異常は，慢性型，急性型とも90％弱の症例で認められた[7]。しかし慢性型よりも急性型でCGH異常は複雑であった。図34に急性型46例のCGH解析で認められた染色体異常を呈示する。急性型1例あたりの異常染色体数は，増幅で3.4±2.6，欠失で1.7±1.7であった。

　ATLLの多段階発癌とCGH異常の関連を検討するため，4例（全て急性型）で初診時に異なった部位から，13例で経時的（6例は慢性期と急転時，7例は急性発症時と再発時）に，それぞれペア検体につきCGHとサザン法によるHTLV-I組み込みで解析された。代表的なパ

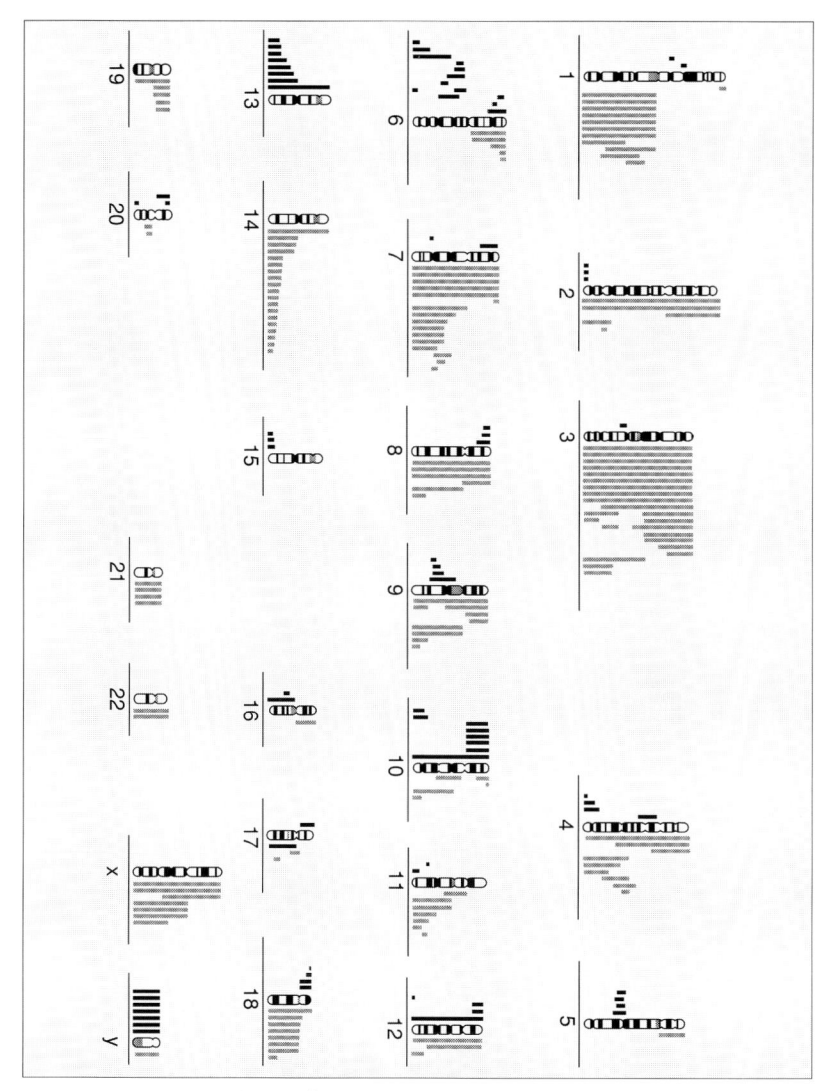

図34 急性型 ATL 46 例の CGH 異常[7]
染色体の欠失は上側に，増幅は下側に示す．それぞれの線は症例ごとの欠失/増幅した領域を示す．

ターンを図35に示す．慢性/急転の2例を除く全ペアでCGH異常に何らかの差異を認めた．2例の慢性/急転ペアは，全く異なるCGH異常と異なるHTLV-I組み込み部位を示し，急転時にclonal changeをおこしていた．残りの13ペアは同一のHTLV-I組み込み部位と，共通の異常を含むCGH異常を示し，ペア検体は共通のclone由来であった．慢性/急転ペアと異なり急性/再発の7ペア全例で，関連したcloneであるが進展したsubcloneではないCGH異常（図35；両時期に共通の異常と各時期に固有の異常よりなる）を再発時に認め，急性型で

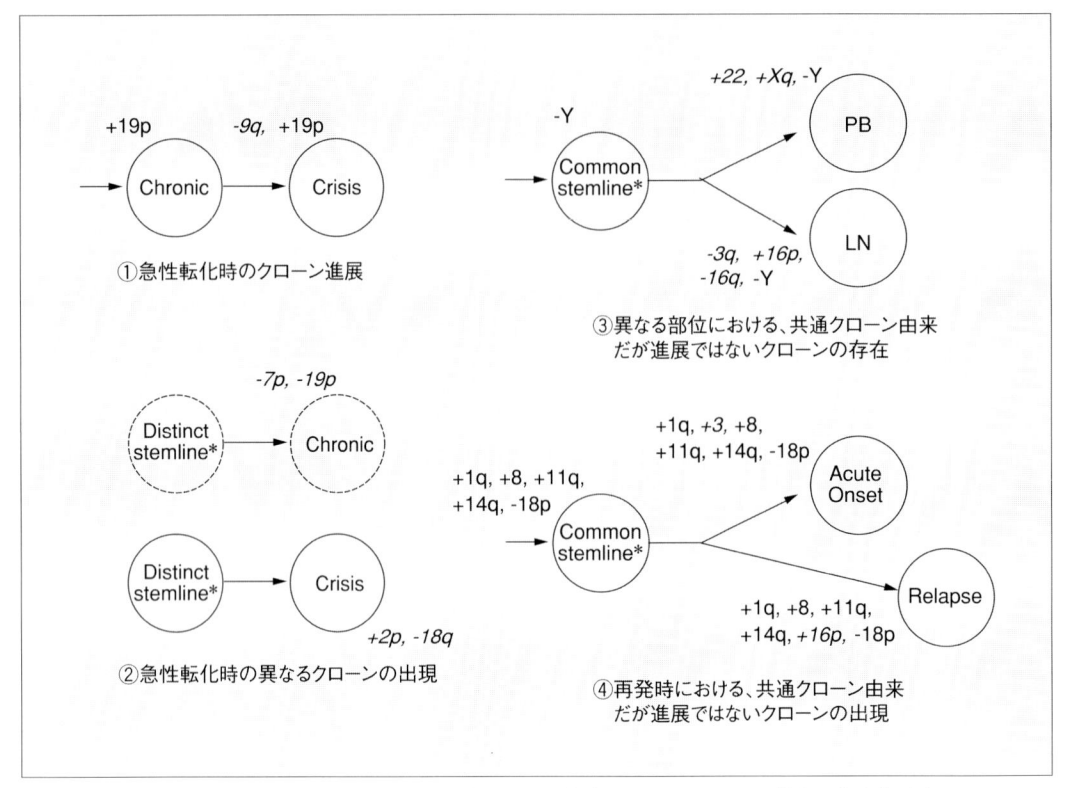

図35 CGHとサザン法によるHTLV-I組み込みで解析した，ATLLペア検体の代表的パターン
症例1と2は慢性型からの急性転化，症例3は急性型初診時の末梢血とリンパ節，症例4は急性型の初診時と再発時のペア検体。CGH異常はペア検体で共通したものを太字で，別個のものを斜字で示している。HTLV-I組み込み部位が異なる場合，破線で円を描いている。

の染色体不安定性の強さを示した。以上よりATLLの病勢進展に伴いcloneの多様性は増大すること，CGH異常はその臨床病態と相関することが示された。CGH法によるATLLの染色体異常の解析では，分染法により報告されている3+や6q-，13q-などの異常を再確認できたがそれぞれの頻度はCGH法で高く，さらにはこれまで分染法で確認されていなかった14q32や7q21-q35の増幅を検出した（図34）。増幅/欠失部位に存在すると予想されるATLL発症に重要な責任癌遺伝子/癌抑制遺伝子はいまだ同定されていない。

　ATLLの病型に関わらず90％近くの症例でCGH異常を認めたことは染色体不安定性がATLLの多段階発癌の比較的早期に生じていることを示唆している。さらにはIL2存在下コロニー形成法によるHTLV-Iキャリアの末梢血T細胞の解析でも染色体異常を認めており，この不安定性がキャリアでも生じていると考えられる。急性型では慢性型よりも症例あたりの異常染色体数が多く，急性/再発の7ペア全例で，関連したcloneであるが進展したsub-cloneではないCGH異常を認めたことは，多段階発癌の後期で染色体不安定性が進行性であ

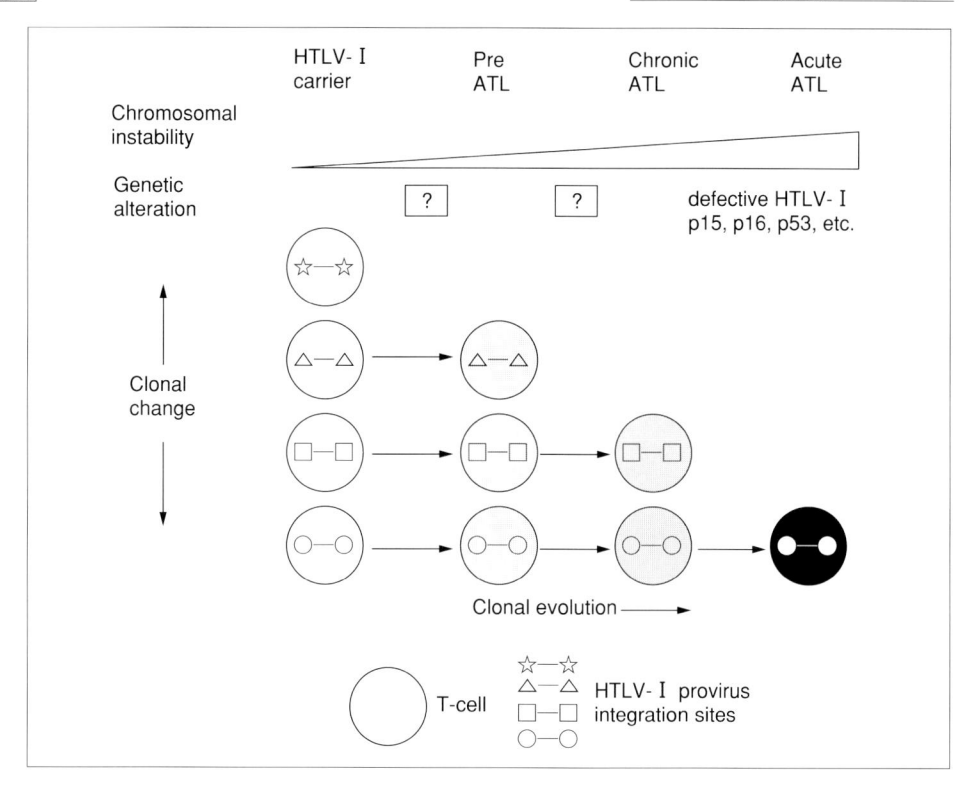

```
                HTLV-I          Pre        Chronic       Acute
                carrier         ATL         ATL          ATL
Chromosomal
instability

Genetic                          ?           ?        defective HTLV-I
alteration                                            p15, p16, p53, etc.
```

図36　**ATLL の多段階発癌のメカニズム**

ることを示唆している。6 例中 2 例の慢性/急転ペアは全く異なる CGH 異常と HTLV-I の組み込み部位を示し，急転時に clonal change をおこしていた。これはサザン法で TCRβ の再構成と HTLV-I の組み込みを同時に検索したところ，慢性型の急性転化時に約 20％の症例で clonal change を認めた報告に合致する。慢性型からの急性転化という ATLL の多段階発癌の後期に一部の症例において，異なる ATLL 細胞クローンが出現したことは多くの自然発生癌の多段階発癌におけるクローン進展とは明らかに異なっている。免疫不全患者における多クローン性 Epstein Barr ウイルス関連 B リンパ腫に類似しており，ウイルス発癌の特異性を示す現象として注目される[8]。ligation PCR や inverse long PCR を用いるとオリゴクローナルな HTLV-I 感染細胞の増殖が検索した HTLV-I キャリアのすべてで認められている。このオリゴクローナルな微小増殖は ATLL 発症後も認められると報告されており，この中から急性転化時の clonal change が起こると推測される。

　CGH 異常の原因とされる染色体不安定性は発癌のメカニズムとして，白血病などでの translocation，家族性大腸癌などでの microsatellite instability と並んで重要であるが，その機構の多くは不明である[9]。ATLL のほか，固形癌の多くや骨髄異形成症候群，二次性白血病

では translocation，microsatellite instability よりも染色体不安定性が高頻度に認められ，細胞分裂チェックポイントの異常がこれに関与することが示されつつある。

　HTLV-I 感染から数十年を経て，数％のキャリアに発症する ATLL の多段階発癌について図 36 に現時点で明らかとなっている知見に基づいた模式図を記す。実際に HTLV-I キャリアが ATLL を発症する時には，各病型を経て急性型に進展する場合と，直接急性型になる場合があることがわかっているが，その割合は明らかではない。ATLL を発症していない HTLV-I キャリアでもオリゴクローナルな HTLV-I 感染細胞の微小増殖が認められる。このクローンは既に染色体不安定性を有している。慢性型でのこの不安定性はキャリアと急性型の中間の程度であり，急性型とは異なり ongoing な所見は明らかではない。慢性型から急性転化する症例の約 8 割は clonal evolution によるが，残りは慢性期のクローンと異なる微小クローンが悪性形質を獲得し増殖した clonal change による。個々の遺伝子異常については，急性型は慢性型よりもプロウイルスの変異（欠損型），宿主の癌抑制遺伝子の変異を高頻度に認める。これまでに ATLL に重要な癌遺伝子は同定されていないが，CGH 異常が高頻度に認められた 14 q 32 や 7 q 21-q 35 の増幅部位に存在する可能性がある。

　HTLV-I が病因ウイルスである ATLL については，この 25 年で多くの知見が得られ，HTLV-I の感染予防も可能となったが，HTLV-I キャリアにおける ATLL 発症予防や ATLL の治療法は確立していない。今後は，ATLL 発症の key となる遺伝子（たとえば染色体不安定性に関連する）の同定およびその遺伝子を標的とした発症予防法や治療法の開発が望まれる。

第 8 章　文　献

1) Temin, H. M. et al. : RNA-dependent DNA polymerase in virions of rous sarcoma virus. Nature 226 : 1211-1213, 1970.
2) Baltimore, D. et al. : RNA-dependent DNA polymerase in virions of RNA tumour viruses. Nature 226 : 1209-1211, 1970.
3) Seiki M. et al. : Human adult T-cell leukemia virus: complete nucleotide sequence of the provirus genome integrated in leukemia cell DNA. Proc Natl Acad Sci U S A. 1983 Jun ; 80(12) : 3618-22.
4) 森 直樹, : HTLV-I による発癌機構. 血液・腫瘍科　42(5) : 471-481, 2001
5) Tajima K, Kamura S, Ito S, et al. : Epidemiological features of HTLV-I carriers and incidence of ATL in an ATL-endemic island : a report of the community-based co-operative study in Tsushima, Japan. Int J Cancer. 1987 ; 40 : 741-746.
6) Okamoto T, Ohno Y, Tsugane S, et al. : Multi-step carcinogenesis model for adult T-cell leukemia. Jpn J Cancer Res. 1989 ; 80 : 191-195.

7) Tsukasaki K, Krebs J, Nagai K, et al. Comparative genomic hybridization analysis in adult T-cell leukemia/lymphoma : correlation with clinical course.Blood. 2001 ; 97 : 3875-81.
8) Cleary ML, Sklar J : Lymphoproliferative disorders in cardiac transplant recipients are multiclonal lymphomas. Lancet. 1984 ; 2 : 489-493.
9) Lengauer C, Kinzler KW, Vogelstein B : Genetic instabilities in human cancers. Nature. 1998 ; 396 : 643-649.
10) 藤永 薫：がん遺伝子の分子生物学．講談社．東京．1985

第9章　HTLV-I 感染の特徴・経路と感染予防

I. HTLV-I 感染の特徴

　HTLV-I はその名の通りヒトのリンパ球（T 細胞）に感染し，宿主リンパ球 DNA のなかに入り込みプロウイルスとなる。そしてプロウイルスからウイルス粒子が作られる。しかし，HTLV-I の大きな特徴はウイルス（粒子）の感染力が弱いことである。他人に感染する場合は遊離したウイルスの状態では感染しない。

　HTLV-I の感染の特徴は cell-to-cell infection である。すなわち，HTLV-I 感染細胞が正常リンパ球に直接接触した場合に，感染が成立するのである。

　試験管内でも，感染 T 細胞と末梢血の正常 T 細胞を混合培養すると容易に感染するが，遊離した HTLV-I を直接正常 T 細胞と混ぜても感染は起こらない[1]。また，HTLV-I 持続感染者であるキャリアの血液を非感染者に輸血すると，全血（とくにリンパ球を含む血液）の場合は感染するが血漿成分では感染しない[2]。

　したがって，HTLV-I の感染には感染リンパ球を他人に移入することが必要である。そのため，HB ウイルスなどと違いその感染力はきわめて弱く感染経路も限られている。そのような感染経路として輸血，性交，母乳による場合が知られている[3〜6]。いずれの場合もリンパ球を含んだ体液が相手側へ移行する。通常のウイルス感染では抗体ができてウイルスは体内から排除される。HTLV-I の場合も感染細胞が体内に入ればウイルスが作られ抗体が産生される。

　しかし，ウイルスに感染したリンパ球は排除されずに体内に潜伏しており，無症候性持続感染者（キャリア）となる。

Ⅱ. HTLV-I の感染経路

　HTLV-I の感染経路として最初に見つかったのは輸血による感染である。
　HTLV-I 感染細胞を輸血すると，2〜3 ヵ月後に輸血を受けた抗体陰性者が抗体陽性へとセロコンバージョンを起こす[3,4]。輸血による HTLV-I 感染率は 60〜70 ％ とされている。輸血量が多くなると 100 ％ 近い人が感染を起こす。この際，先に記したように血漿成分の輸血では感染は起こらない。感染リンパ球の輸注が必要である。
　そのため，我が国では昭和 61 年頃から献血者の血液を日赤血液センターで事前に抗体スクリーニングすることが開始され，輸血による感染の心配はなくなった。
　精液中にもリンパ球が含まれており，夫婦間の性交渉で夫から妻に感染する[5]。そのため，40 歳以降の男女の HTLV-I 感染率を比較すると女性の感染率が高くなっている。性交渉による HTLV-I の感染は，一般に長い夫婦生活のあとに起こるようである。
　ATLL 多発地帯での地域住民の HTLV-I 感染率をみると，年齢・性による特徴的な分布を示す（図 37）。すなわち，加齢と共に感染率が増加し，地域によっては 50〜60 歳代になると 30〜40 ％ 以上の人達がキャリアとなっている。さらに，40 歳代以降になると，女性の感染率がどこの地域でも男性のそれを上向っている。男女の感染率の差は，現在では先に記した夫婦生活での性交渉による男性から女性への感染が主な原因であると考えられている。

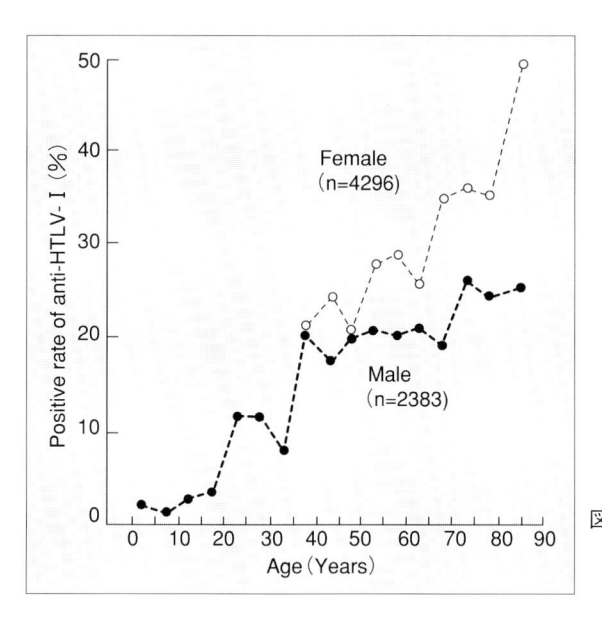

図 37
T 島における HTLV-I 抗体陽性率の年齢分布
(Tajima, et al. 1989 より)

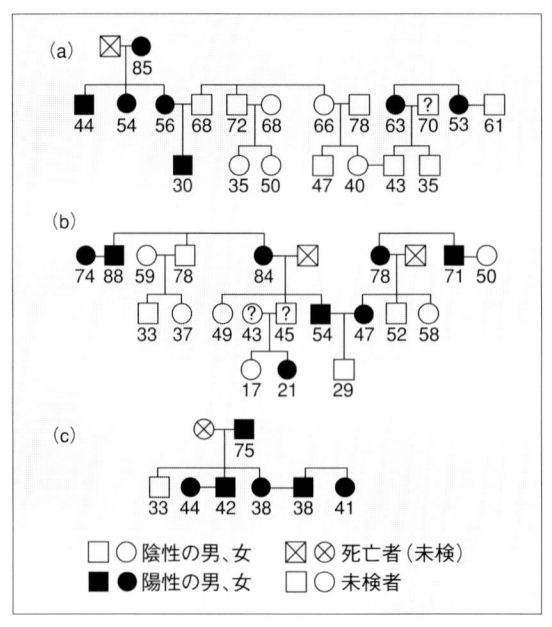

図38 長崎県五島列島の島住民における 抗 HTLV-I 抗体陽性者と陰性者の家族内分布図

(田島ら，1982，Gann)[7]

しかし，加齢に伴う男女の感染率の上昇（同一人を経時的に調べたものではない）は何らかの水平感染が原因でなく，出生コホートの影響により決定されることが明らかとなっている[8]。すなわち，高い感染率を示す現在 50〜60 歳代の人達が若い頃には，公衆衛生的環境や栄養状態が悪く，HTLV-I が地域社会に浸淫・蔓延しており，HTLV-I 感染の機会が高かったというものである。この考えが正しければ，今後世代を経るにつれてキャリアの数は減少していくものと推測されている。

III. 母子感染と ATLL の家族発生

　輸血，性交，母乳による HTLV-I 感染のなかで，ATLL 発症につながる重要な感染経路は母乳による母子感染である。キャリア母親の感染母乳（HTLV-I 感染リンパ球を含む）によって小児がキャリア化して長い潜伏期のあと ATLL を発症する。
　母子感染が起こっていることは愛知がんセンターの田島博士の血清疫学的調査によって明らかにされた[7]。図38 にみられるような家系調査によって子供がキャリアである場合には，そ

表31 親子間の ATLA 抗体出現状況

両親の抗ATLA抗体の組み合わせ	子供の抗ATLA抗体陽性率			
	男	女	計	(％)
父：ATLA抗体(＋) 母：ATLA抗体(＋)	9/34	4/16	13/50	(26.0％)
父：ATLA抗体(−) 母：ATLA抗体(＋)	1/3	1/7	2/10	(20.0％)
父：ATLA抗体(＋) 母：ATLA抗体(−)	0/6	0/6	0/12	(0％)
父：ATLA抗体(−) 母：ATLA抗体(−)	0/9	1/13	1/22	(4.5％)

表32 同一家系内に悪性リンパ腫または白血病の発症がある ATLL

症例	年齢	性	診断	同一家系内の他の症例	
1)	27	女	ATLL	父：RCS	おじ：ML
2)	32	男	ATLL	母：RCS	甥：RCS
3)	54	男	ATLL	母：AL	
4)	41	男	ATLL	母：ML	おじ：AL
5)	37	女	ATLL	父：AL	
6)	56	女	ATLL	姉妹：ATL	
7)	37	女	ATLL	兄弟：ML	
8)	65	男	ATLL	姉妹：ATLL	
9)	54	男	ATLL	姉妹：ATL	兄弟：ATLL
10)	65	男	ATLL	兄弟：ML	
11)	58	男	ATLL	姉妹：ML	
12)	54	男	ATLL	母：ML	
13)	47	女	ATLL	母：ML	
14)	58	男	ATLL	父：ML	
15)	62	男	ATLL	兄弟：ATLL	
16)	56	女	pre-ATL	兄弟：ATLL	
17)	71	男	ATLL	兄弟：ATLL	
18)	56	男	pre-ATL	父：ML	
19)	63	女	ATLL	兄弟：ATLL	
20)	56	女	ATLL	姉妹：ATLL	
21)	50	男	ATLL	兄弟：ML&ATLL	
22)	53	男	pre-ATL	母：ML	
23)	38	女	ATLL	姉：ATLL	父：ML

ATLL：成人T細胞白血病・リンパ腫（HTLV-I発見以前の例を含む）
ML：悪性リンパ腫　AL：急性白血病　RCS：細網肉腫

の母親はキャリアである。

　著者が親子間の感染状況を調査した結果を表31に示した。母親が感染している場合には，その子供達の20％程度が感染していた。しかし，母親が感染していなければ，その子供達もほとんど感染していなかった（1/34＝3％）。このことは母親が重要な感染源となっていることを示すものである。

　さらに，ATLLという疾患は家族発生が多い。これまで，長崎大学病院とその関連病院で見つかったATLLの家族発生例を表32に示したが，同胞での発生例が一番多い。次に，母子両方にATLLが発生している家系が多くなっている。ATLL患者の母親の方は悪性リンパ腫

表33 子どもからみた母親の感染率（％）

1.	キャリア児の母親	$\frac{19}{21} \fallingdotseq 90\%$
2.	ATL患者の母親	$\frac{11}{12} \fallingdotseq 92\%$

となっているが，当時はまだマーカーやウイルス検査がなされていなかったことによるものである。HTLV-Iが発見されてからのATLL患者の母親のウイルス感染の有無を調べてみると，ほとんど100％近い感染率を示している（表33）。

以上のことから，ATLLという疾患は母子感染により小児に感染し，長い潜伏期の後成人になってATLLを発症する。HTLV-IキャリアのATLL発病率は毎年1,000人に1人程度であると報告されている。

1人/1,000人という数字は年間の発病率であるから，キャリアが10年間生存すると理論的には1/100の発病の可能性がでてくる。このようなキャリアの中には輸血による感染者や夫婦感染者が含まれている。またATLL発症を，先に述べた根拠から母子感染者に限ると，母子感染者からのATLL発病率は1/10（10％）程度になるものと推定される。

したがって，HTLV-I母子感染の予防は緊急かつ必須の課題である。

Ⅳ．母乳によるHTLV-Iの母子感染

1．母乳感染の証明

それでは母子感染はどのような経路で成立するのであろうか。

これまでの研究の結果，HTLV-Iは母乳を介して母子感染を起こすことが明らかとなっている。

HTLV-Iの母乳感染を示唆する成績として以下の点があげられる。

1) HTLV-Iに感染した母親（キャリア）の母乳中に，HTLV-I陽性のリンパ球が出現する[9]。
2) 動物実験においてキャリア母親の母乳をマーモセット（南米産の新世界猿）に飲ませると感染が成立する[10]。
3) キャリア母親の母乳中にHTLV-I陽性リンパ球が出現した場合，そのような感染母乳で養育された小児は感染の指標となる抗体が生後1〜3年の間に出現する。

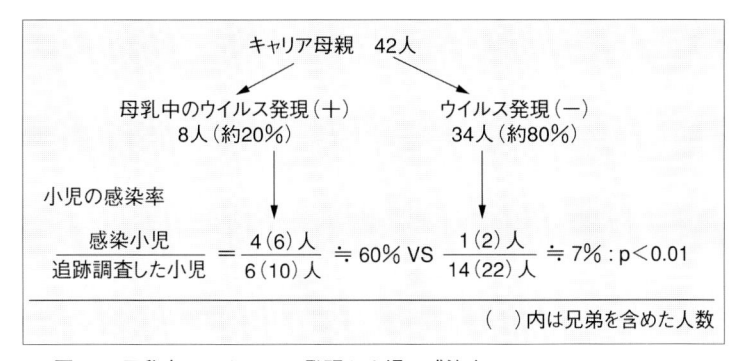

```
        キャリア母親  42人
         ┌──────┴──────┐
  母乳中のウイルス発現（＋）  ウイルス発現（－）
      8人（約20%）         34人（約80%）
小児の感染率
   感染小児    4(6)人           1(2)人
 ─────── = ─────≒60% VS ─────≒7% : p<0.01
 追跡調査した小児 6(10)人         14(22)人

              （ ）内は兄弟を含めた人数
```

図39 母乳中へのウィルス発現と小児の感染率
(K. Kinoshita. et al.: Jpn. J. Cancer Res. 1987)[6]

 しかし，同じキャリア母親であっても母乳中にHTLV-I抗原陽性リンパ球が出現しない場合は，その子供は母乳養育児であっても抗体出現が起こらない[6]（図39）。

4) キャリア母親の子供を母乳栄養児と人工栄養児に分けて，そのHTLV-I感染率を調べてみると，人工栄養児ではHTLV-I抗体の出現がみられないが，母乳栄養児ではその15～25%に抗体の出現がみられる[12,13,14]。

5) 同様に，母乳栄養児では感染の直接的証拠となるウイルス抗原がそのリンパ球に証明されるが，人工栄養児ではほとんど証明されない[11]。

 以上のデータのなかで図39にウイルスを含む母乳で育った子供は高率に感染していたという成績をしめしている。すなわち，キャリア母親42人の母乳を調べ8人（20%）の母乳中のリンパ球にウイルスを証明した。このような感染母乳で育った小児を追跡し，6人中4人が感染していた（兄弟の同胞を含む10人中6人）。子供の感染率は実に60%であった。一方，母乳中にウイルスが証明されなかった非感染母乳で養育された子供14人を3歳まで追跡調査してみると1人だけが感染しており，子供の感染率は7%にすぎなかった。この差は統計的にも有意であり，HTLV-Iウイルスが母乳を介して母子感染することの直接的証明となった。

2. 母子感染における子供のキャリア化率

 母子感染での子供のキャリア化率について，日野ら[12]は約25%が1～3歳の間にseroconversionを起こしてキャリア化するとしている。植田ら[15]は，沖縄における15年間の期間をおいたペア血清の検索から，15%がキャリア化していたことを報告している。また母子感染において子供の感染は3歳までに起こり，3歳児で感染していなかった例は18歳までにseroconversionを起こしたものはないとしており，日野らの報告を裏づける成績となっている。

 このように母親がキャリアであっても，その子供への感染率は15～25%程度であることも明らかになってきている。母子感染のハイリスク・グループとして，血中や母乳中のリンパ球

にHTLV-I抗原が容易に証明される母親が指摘されている[6]。また，抗HTLV-I抗体価の高い母親もハイリスク・グループに属することが報告されている[16]。

将来は，HBウイルス感染者におけるe抗原検出のようなハイリスク・グループを，簡単にスクリーニングできる方法の開発が望まれる。

3. 子供と成人の感染率の解離

子供のキャリア化率が15〜25％であれば，ある地域の母親のHTLV-I感染率が4〜5％として子供の感染率は1％程度にしかならない。この値は，1〜15歳の子供のHTLV-I感染率を測定した成績とよく一致している。また，母親の感染率が10％にもなるようなHTLV-Iの高浸淫地区では，子供の感染率は2％程度となっている。このように，小児のきわめて低い感染率に対して20〜40歳代の母親の高い感染率の間に大きな差があることは不思議な現象である。

現在，各地の血清疫学調査で地域によっては20〜30％，あるいはそれ以上のHTLV-I感染率を示す地方があることが明らかとなっている。母子感染だけでこのような高いHTLV-Iの汚染を説明することは不可能である。

母子感染以外のルートとして，最初に記した夫婦感染，輸血による感染の機会が加齢とともに増加することを考慮しても，地域住民の20〜30％あるいはそれ以上にも及ぶHTLV-Iの高い浸淫率を説明することは難しい。

このように子供の時のきわめて低い感染率から，年齢を重ねるに伴い高い感染率になることの説明として現在2つの考え方がある。

第1は，HTLV-Iに感染していたとしても，子供の時期には免疫能が十分でないため抗体産生が起こらず，HTLV-I抗体陽性者として把握されないのであろう。しかし，彼らが成人になって，免疫能が成熟すると，seroconversionを起こしてくるのではないか，という考えである。

第2は，現在と過去の時代的背景が異なるという考え方である。すなわち，高い感染率を示す現在50〜60歳代の人達が若い頃には，公衆衛生的環境や栄養状態が悪く，HTLV-I感染の機会が高かったために，HTLV-Iが地域社会に浸淫・蔓延していたのではないか，というものである。

前者の考えが正しければ，キャリア母親からの出産児は，全て母乳栄養を人工栄養に切り換えることが必要となる。後者の考えが正しければ，将来はHTLV-Iキャリアの数は漸減していくはずである。いずれの考えが正しいか，学問的に興味深い問題であるが，最近の報告では先に記したように出生コホートによる研究により後者の考えが正しいことが立証されてきている。

表34 ATLL予防対策の推進意義

1. 人工栄養によりATLウイルスの母子感染を予防するメリット
   小児のキャリア化率 ≒20%
   キャリア小児の生涯
   ATL発病危険率 ≒5%
   ＊キャリア母親から出産した小児のATL発病危険率
    ≒0.2×0.05＝1%
2. 母乳栄養→人工栄養の場合のデメリット
   ＊＊人工栄養児の死亡率＋a（母子の精神的損失）＜1%

＊が＊＊より大きい

4. ATLL予防対策の現状と問題点

1) ATLL発症予防のメリットと母乳中止に伴うデメリットの比較

先に記したように，キャリア小児とATL患者の母親はいずれも90%以上がキャリアである。このことは，母子感染でキャリアとなった小児が成人してからATLを発症することを示している。

母子感染予防により将来のATLLの発症予防が可能となることは間違いない。しかし，キャリア母親の母乳を中止するために母親本人の精神的苦悩や家族内や社会的問題も生じてくる。

HTLV-Iの母子感染予防対策は悪性疾患の発生を予防するというきわめて大きな意義をもつが，他方では母乳中止という大きなデメリットを伴う。母乳哺育のメリットして多くのことがあげられている。母子の絆（母性愛，子どもの情緒の発達，その他），母乳の栄養学的有用性などである。子育ては母乳でないと絶対にいけないというほどの医師もおられるようである。

しかし，母乳によってウイルスを子どもに感染させ，将来ATLLを発生させることも許されない。したがって，HTLV-Iの母子感染を防止するほうが，母乳栄養を止めてでも実施する価値があれば予防対策は推進されるべきであろう。

筆者は何世代にもわたって母から子へと受け継がれてきたHTLV-Iの感染経路を阻止し，ATLLを撲滅する意義がより大きいと考える。その理由は表34に示した。

キャリア母親からの出生児は約1%のATLL発症危険率であるが，キャリア母親が制乳し人工栄養にした場合の小児の死亡率は1%にもならない。これに母子の精神的損失を考慮に入れても何世代にもわたって母から子へと受けつがれてきたATLLの発生を予防することの意義が大きいであろう（表34）。

HTLV-Iの場合も，今後B型肝炎のHBe抗原のようなマーカーが見つかり，ハイリスク母親が選別される日が1日も早くくることを期待したい。

表35　キャリア母親(23名)に対するアンケート調査(長崎県五島地方)

1.	HTLV-Iキャリアと知ってショックを受けましたか？	はい 21	いいえ	2
2.	現在も気にしていますか？	はい 17	いいえ	6
3.	夫に話しましたか？	はい 21	いいえ	2
4.	夫以外の家族にも話しましたか？	はい 17	いいえ	6
5.	あなたがキャリアと判明して何かトラブルがありましたか？	はい 2	いいえ	20
6.	キャリアであることを告げられてよかったですか？	はい 22	いいえ	0

2) 予防対策の実施状況

HTLV-Iの母子感染予防対策は，多発地帯である九州地方では，県単位で実施されている所もあれば，地域ぐるみで，あるいは病院単位で実施されている所もある。しかし一方で，他県の実施状況を見守っている所もあるというのが実情である。九州地方以外の非多発地帯でも，全県レベルで実施されている所もあれば同一県内のなかでもHTLV-I汚染地区をモデル地区として母子感染対策を実施している所もある。

予防対策の実際は，妊娠20～24週頃に採血して検査を行い，陽性と判明したキャリア妊婦には妊娠末期に本人に"告知"する。断乳に同意した妊婦には，出産後からパーロデル®を投与し制乳をおこなっている所が多い。

"告知"する際の項目としては，
①キャリアとはどんな状態か
②ATLLとはどんな病気か
③母乳により母子感染が起こり，一部の子どもがキャリアとなり将来ATLLを発症すること
④現在は人工栄養でも十分育えられること，などをわかりやすく説明する。

"告知"するということは「あなたもATLLになる可能性が少ないながらもありますよ」ということを意味する。そのためにはキャリアからのATLLの発症率が1,300人に1人程度と少ないことを説明し，本人に余計な不安を与えないようにすることが要求される。また，この際にはキャリアが周囲から差別されないように配慮してやることも必要である。そのためには，医療従事者はキャリアであることを本人のみに説明し，他人に漏れないようにする義務が要求される（守秘義務）。

3) キャリア母親の反応と各科医師の対応

これまで数年間，HTLV-I予防対策を実施してきた経験では，大きなトラブルとなるような事態は幸い発生していない。

ウイルスキャリアであることを"告知"された母親にアンケート調査を行い，その反応をみると，表35のように，キャリアと知ってほとんど全例が精神的ショックを受けている。その

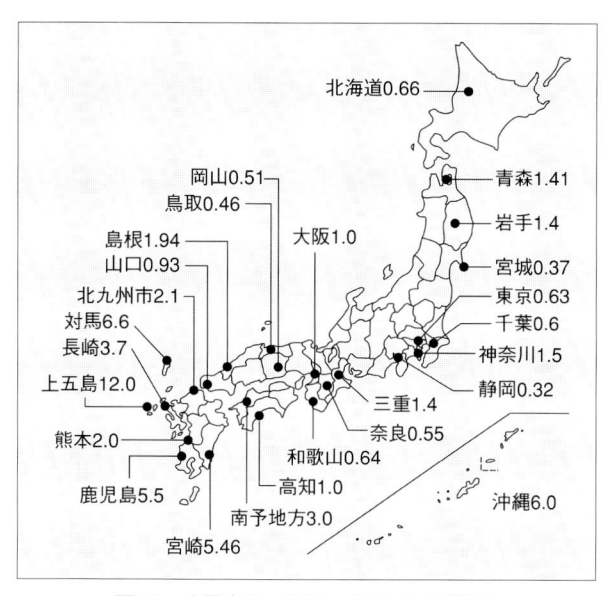

図 40　全国各地の妊婦の HTLV-I 感染率
(鹿児島県 ATL（成人 T 細胞白血病）ウイルス母子感染防止対策調査研究事業報告書[17])

内容は，母乳をやれない母親としての悩みや本人自身の将来の発病の不安などである．しかし，母乳を中止する以外に母子感染を予防する方法がないのであれば，子どものためには人工栄養も仕方がないと割り切っている母親たちが多い．むしろこの点では，母乳を推奨してきた小児科医の抵抗感というか割り切れぬ気持ちの方が大きいようである．そのような小児科医の気持ちを忖度するとキャリア母親の子どもが100％感染するわけではない．母乳哺育を中止することによる精神的，肉体的健康の損失が十分議論されていないことなどがあげられる．

また，予防対策に直接かかわっている産科医のなかにも，母乳中止しかない現在の予防対策に積極的になれず当惑している人もいる一方，HB ウイルスの際のノウハウを生かしてスムーズに受け入れている人たちも多いようである．

また，実際に ATLL 患者の診療に携っている内科医は，その悲惨な状況を目の当りにして，母子感染予防対策が実施されて1日も早く ATLL が撲滅される日を夢見ているのが現状であろう．

5. 妊婦の感染率

1) 全国各地の妊婦の HTLV-I 感染率（図40）

図40に平成5年前後に全国的に行われた日本各地の妊婦の HTLV-I 感染率をまとめたものである．

表 36　長崎県離島における妊婦の HTLV-I 抗体陽性率

	対馬　（％）	上五島　（％）
昭和 61 年	34/370　（9.2）	38/246　（15.4）
昭和 62 年	30/452　（6.6）	24/302　（ 7.9）
昭和 63 年	27/326　（8.3）	45/425　（10.6）
平成 元 年	23/328　（7.0）	34/399　（ 8.5）
平成 2 年	22/359　（6.1）	36/403　（ 8.9）
平成 3 年	26/378　（6.9）	36/407　（ 8.8）
平成 4 年	19/326　（5.8）	21/400　（ 5.3）
平成 5 年	13/345　（3.8）	25/350　（ 7.1）
平成 6 年	15/321　（4.7）	19/400　（ 4.8）
平成 7 年	12/341　（3.5）	11/327　（ 3.4）
平成 8 年	14/318　（4.4）	11/310　（ 3.5）
平成 9 年	26/399　（5.9）	13/286　（ 4.5）
平成 10 年	15/455　（3.6）	19/297　（ 6.4）
平成 11 年	12/345　（3.4）	19/286　（ 6.6）
平成 12 年	15/495　（3.0）	13/254　（ 5.1）
平成 13 年	16/499　（3.2）	15/246　（ 6.1）

九州地方の妊婦の感染率が高いことがわかる。熊本や北九州は 2 ％程度であるが，鹿児島・宮崎・沖縄県は 5〜6 ％ときわめて高い。

著者が調査した昭和 60 年頃の長崎県の対馬や上五島地区では妊婦の感染率が 9〜15 ％ときわめて高く，予防対策を始めるきっかけとなった。

九州以外で妊婦の感染率が高い所は愛媛県南部地方 2〜3 ％，高知県 2 ％，岩手県の海岸地方などで 2 ％と高くなっている。これらの地区は ATLL の比較的多い地方である。

これらの ATLL 多発地帯とそうでない地方は妊婦の陽性率 1〜1.5 ％程度で分けられる。

2）妊婦の感染率の低下

表 36 に長崎県対馬と上五島地方の妊婦の感染率を示している[18]。昭和 61 年には両地方とも 10 ％前後もあった感染率が年々低下し，最近では 3〜5 ％程度となっている。

こういう現象は全国各地でみられる現象であり，長崎県全体でも昭和 62 年頃は 7 ％程度であったものが平成 13 年には 2 ％まで低下している（表 37）。

このことは 25〜40 歳代までの妊婦たちの母親の世代（50〜70 歳代）が共働きなどにより子供達への授乳期間が短くなったことなどがその要因とも考えられる。

妊婦の感染率が低下してくると予防対策の cost/benefit を考慮にいれる必要がある。

たとえば，妊婦のキャリア率が 1 ％であれば 10,000 人の妊婦を検査し，100 人がキャリア妊婦としてリストアップされる。母乳による母子感染率を 20 ％とすると生まれてくる子供たち 100 人の内，20 人が HTLV-I に感染し，その内の 1 人が ATLL を発症するものと推測さ

表37 ATL母子感染防止協力事業の実施状況

(平成14年6月1日現在)
長崎県福祉保健部児童家庭課

年	出生数(A)	妊婦1次抗体検査数(B)	妊婦検査率(B)/(A)%推定	精密検査数(C)	抗体陽性者数(D)	妊婦抗体陽性率(D)/(B)%
1987	18,962	—	—	511	390	—
1988	18,233	9,579	52.5	1,076	691	7.2
1989	17,256	15,241	88.3	856	702	4.6
1990	16,517	14,504	87.8	804	658	4.5
1991	16,671	14,221	85.3	725	630	4.4
1992	16,036	12,123	75.6	677	566	4.7
1993	15,769	10,422	66.1	600	513	4.9
1994	15,951	9,814	61.5	523	477	4.9
1995	14,780	11,820	80.0	463	420	3.6
1996	15,182	12,966	85.4	396	342	2.6
1997	14,431	12,273	85.0	321	310	2.5
1998	14,672	12,403	84.5	356	339	2.7
1999	14,121	12,008	85.0	290	279	2.3
2000	14,098	10,286	73.0	287	276	2.7
2001	13,871	11,279	81.3	242	229	2.0
合計	236,550	168,939	77.6*	8,127	6,822	4.0

*1988〜2001年平均

れている。

この程度の発症数であれば予防対策を行う必要は少ないであろう。

長崎県では妊婦の陽性率が1%程度になると予防対策を中止してもよいと考えている。

V. 長崎県における予防対策の成果

1. 小児の栄養方法別感染率

表37に1987年から2001年までの長崎県における妊婦の検査数と陽性率を示している。この15年間に1次検査を実施した妊婦168,939人(対出生比77.6%=検査率)の内、6,822人が2次検査でも陽性であり、キャリア妊婦であった。

妊婦の感染率は1987年当時は7%程度であったものが2001年には2%にまで下がっている。その理由は先に記したことも要因の一つであろう。

キャリア妊婦はHTLV-I母子感染のリスクを考えて人工栄養を選択する者が多かったがなかには母乳栄養で子供を育てた人達もいた。その子供たちを追跡調査し、人工栄養児と母乳栄養児の感染率を比較した(表38)[20]。その結果、人工栄養児は939人の内、23人、2.4%が感染していたが母乳栄養児は515人中85人、17%が感染していた。この差は統計的に有意であ

表38 キャリア母親から生まれた小児の感染率（介入調査）
―栄養方法別―
平成12年12月31日現在

栄養方法	HTLV-I感染率/母親数	母子感染率
人工栄養	23/939	2.4%
母乳栄養	85/515	17.0%
短期母乳（<6M）	14/169	8.0%
長期母乳（≧6M）	71/346	21.0%

人工栄養 vs 母乳栄養：$p<0.01$
人工栄養 vs 短期母乳：$p<0.01$

24カ月以上の児，対馬，上五島，長崎大学医学部小児科順行的調査

表39 ATLウイルス母子感染予防対策の成果（15年間）

1. 介入したキャリア妊婦数　6,822
　　母乳による母子感染率　＝　17%
　　人工栄養による母子感染率　＝　2.4%
2. 小児のキャリア化防止数　＝6,822人×(0.17－0.024)
　（母子感染予防数）　≒1,000人
3. ATLL患者発症予防数　＝1,000人×0.05＝50人
　（キャリア小児の生涯ATLL発症率≒5%）

り，この結果は母乳による母子感染を裏付けると同時に母乳を人工栄養に変えることにより予防効果があったといえるであろう。なお，人工栄養による感染経路は不明である。

さらに，母乳栄養児の感染率は授乳期間と関係があり，長期母乳（≧6M）の子供が短期母乳の子供より感染率が高かった。また，人工栄養児と短期母乳の子供の間にも感染率に差があり，それぞれ統計的にも有意であった（$p<0.01$）

これまで人工栄養と短期母乳の小児の感染率については差がないとする報告[19]と差があるとする成績があり，現場で混乱を生じてきた。

今回，15年間の介入調査では短期母乳児（<6M）は8%と感染率はいくぶん低くなるが人工栄養児（2.4%）に比べると3倍の感染のリスクがあるということが明らかとなった[20]。

短期母乳を選択する妊婦にはそのことをよく説明しておく必要がある。

2. 長崎県におけるATLウイルス（HTLV-I）母子感染予防対策の成果（15年間）

表39にこの15年間の長崎県におけるATLウイルスの母子感染予防対策の成果をまとめている。介入した妊婦の数は6,822人，母乳による母子感染率は17%，人工栄養による母子感

染率は 2.4％であり人工栄養に変えることにより母乳による母子感染を予防した数は 6,822×(0.17−0.024)≒1,000 人となる。1,000 人のキャリア児の生涯 ATLL 発症率は 5％であるから，1,000×0.05＝50 人の ATLL の発症が予防出来たものと推測される。長崎県の予防対策があと 10 年も続けば予防対策を開始した，1987 年（昭和 62 年）頃に生まれた子供達が 25 歳前後の妊産婦となる。

おそらく，その頃には長崎県の妊婦のキャリア率は，九州ではもっとも低くなっていることを期待して本書を終わりにしたい。

第 9 章　文　献

1) Yamamoto, N. et al.: Transformation of leukocytes by cocultivation with an adult T-cell leukemia virus producer cell line. Science 217: 737-739, 1983.

2) Okochi, K. et al.: A retrospective study on transmission of adult T-cell leukemia virus by blood transfusion: Seroconversion in recipients. Vox. Sang. 46: 245-253, 1984.

3) 樅田三郎：ATL（adult T-cell leukemia）好発長崎地方における抗 ATLA（ATL cell associated antigen）抗体検索成績について．日内会誌 73: 309-315, 1984.

4) Kamihira, S. et al.: Transmission of human T-cell lymphotropic virus type I by blood transfusion before and after mass screening of sera from seropositive donors. Vox. Sang. 52: 43-44, 1987.

5) Nakano, S. et al.: Search for possible routes of vertical and horizontal transmission of adult T-cell leukemia virus. Gann. 75: 1044-1045, 1984.

6) Kinoshita, K. et al.: Milk-borne transmission of HTLV-I from carrier mothers to their children. Jpn. J. Cancer Res. Gann. 78: 674-680, 1987.

7) Tajima, K. et al.: Epidemiological analysis of the distribution of antibody to adult T-cell leukemia virus associated antigen. Possible horizontal transmission of adult T-cell leukemia virus. Gann. 73: 893-901, 1982.

8) Ueda, K. et al.: Cohort effect on HTLV-I seroprevalence in southern Japan. Lancet ii: 979, 1989.

9) Kinoshita, K. et al.: Demonstration of adult T-cell leukemia virus antigen in milk from three seropositive mothers. Gann. 75: 103-105, 1984.

10) Kinoshita, K. et al.: Oral infection of a common marmoset with human T-cell leukemia virus type-I (HTLV-I) by inoculating fresh human milk of HTLV-I carrier mothers. Jpn. J. Cancer Res. Gann. 76: 1147-1153, 1985.

11) 一條元彦，ほか：成人 T 細胞白血病の母子感染について．日本医事新報 No. 3267: 11-14, 1986.

12) Hino, S. et al. : Mother-to-child transmission of human T-cell leukemia virus type-I. Jpn. J. Cancer Res. Gann. 76 : 474-480, 1985.
13) Ando, Y. et al. : Transmission of adult T-cell leukemia retrovirus (HTLV-I) from mother to child : comparison of bottle-with breast-fed babies. Jpn. J. Cancer Res. Gann. 78 : 322-324, 1987.
14) Komura, A. et al. : Vertical transmission of adult T-cell leukemia virus. Lancet 1 : 240, 1983.
15) Kusuhara, K. et al. : Mother-to-child transmission of human T-cell leukemia virus type I (HTLV-I) : a fifteen-year follow-up study in Okinawa, Japan : Int. J. Cancer 40 : 755, 1987.
16) Hino, S. et al. : HTLV-I Carrier mothers with high-titer antibody are at high risk as a source of infection. Jpn. J. Cancer Res. Gann. 78 : 1156-1158, 1986.
17) 鹿児島ＡＴＬ制圧10カ年計画．平成9年．鹿児島県ATL制圧計画策定委員会
18) 木下研一郎，ほか：長崎県離島（対馬・上五島）におけるATL母子感染予防対策．日本医事新報　No. 3817 : 42-45, 1999.
19) Takahashi, K. et al. : Int J Cancer 49 : 673-677, 1991.
20) 長崎県ATLウイルス母子感染防止研究協力事業連絡協議会編：長崎県ATLウイルス母子感染防止研究協力事業報告書，平成10年3月．

索 引 (＊は人名)

A

アフリカ中西部　9
悪性リンパ腫研究グループ　33
悪性リンパ腫の白血化　6, 16, 48
Adult T cell Leukemia : ATL　12
AIDS　2, 78
allo-SCT　88
ATLA (ATL-associated antigen)　3, 69
ATL-L　2
ATL/L　17, 35
ATLL　6, 7, 12, 17, 21
ATLL 発生率　7, 109, 115
ATLL 細胞　72
ATL 多発地帯　3
ATLL 予防対策　113

B

母乳栄養児　113
母乳感染　106
母子感染　7, 104, 106
分化型癌　16, 47
分化抗原　1
B-CLL　15, 58, 60
B リンパ球　1
B リンパ腫　78
B 細胞　33
Burkitt 細胞　23, 65

C

長期母乳 (6ヵ月以上)　114
CD2, CD3, CD4, CD25 (IL-2 レセプター)　30, 72
$CD3^+$, $CD4^+$, $CD8^-$　2, 30
CD45RA＋　31

CD45RO＋　31, 46
CD4 抗原陽性細胞　78
cell-to-cell infection　102
C 型肝炎ウイルス　92
C 型レトロウイルス　3
Cluster of Differentiation (CD)　30
Comparative Genomic Hybridization (CGH)　96
cutaneous T cell lymphoma (CTCL)　4, 62

D

奴隷貿易　9
同種造血幹細胞移植　88
DNA 合成　42
DNA 標識率　25, 51
DNA ウイルス　93

E

env　92, 94
E-rosette　51, 52, 64
エフェクター T 細胞　49

F

フローサイトメトリー　72
夫婦感染　108

G

癌抑制遺伝子 p53　96
原虫による感染　80
逆転写酵素　91
gag　92, 94
＊Gallo 博士　3, 9
G-CSF　22, 85
GM-CSF　22
GVHD　88

H

白血病クローン　15
白血化　16, 34, 45, 52
白血化の基準　58

破骨細胞 (osteoclasts)　26
花細胞　22, 58
ヘルパー/インデューサー細胞　23, 31
ヘルパー T 細胞　2, 52
皮膚型　13, 15
皮膚の T 細胞リンパ腫　4
皮膚特異疹　20
非骨髄破壊的移植 (ミニ移植)　89
＊日沼教授　2, 9
日和見感染症　78, 84
ホジキン病　6, 78
HAM (HTLV-I associated myelopathy)　6
HHM (humoral hypercalcemia of malignancy)　27
histiocytic type　34
HIV (Human Immunodeficiency virus)　9, 92
HLA-DR　72
HTLV-I キャリア　7, 8, 9, 15
HTLV-I プロウイルス　15, 23, 65, 67, 73
Human T Lymphotropic Virus type I (HTLV-I)　3, 92

I

異常リンパ球　13, 15, 57, 62, 69, 70, 71
溢出 (over flow)　13, 16
IL-2 レセプター (Tac 抗原 CD 25)　27, 72

J

(自己複製的) な増殖　47
人工栄養児　113
Japan Clinical Oncology Group (JCOG)　85

K

核異型 (変形, 分葉など)　1, 22

感染ルート　7
間接蛍光抗体法　2
カリブ海沿岸地方　3, 9, 96
カリニ肺炎　19, 79, 89
活性化T細胞　72
カウンター・パート　16
可溶性IL-2レセプター　27
経気管支肺生検（TBLB）　89
ケモカイン　31
菌状息肉症　4, 22, 36
菌状息肉症患者　3
記憶T細胞　43, 47
骨芽細胞（osteoblast）　26
高Ca血症　2, 19, 24, 25, 84
抗原特異的T細胞　43, 45
抗HTLV-I抗体　72
後毛細管静脈 Post Capillary Venule（PCV）壁　39, 43
抗体産生細胞　1
クロナリティ　15
クルミ殻状核　22, 34
くすぶり型（smoldering）ATL　4, 13, 15, 68, 70
キャリア　3, 102
キャリア化率　107
巨細胞　34
胸管　21, 43
胸管カニュレーション　50
急性型　12
急性転化型（crisis）　5
九州地方　1

L

LOH（local osteolytic hypercalcemia）　26, 27
LSG15療法　86
LSG分類　13, 33, 35, 55
LSG（Lymphoma Study Group）　33, 55
LTR（long terminal repeat）　92

M

慢性ATL　4, 13
未梢性T細胞　2, 72
免疫不全　2, 19, 21, 78, 84
免疫反応を模倣　16, 45
免疫反応的増殖（模倣—成熟・分化）　45, 46
免疫担当細胞　1
未分化癌　16, 47
*三好教授　2
モノクロナリティ　57
モノクローナル　4, 75
モノクローナル・インテグレーション　3, 63, 65, 69
モノクローナル抗体　1, 30, 52, 75
無症候性キャリア　3, 67, 102
memory T細胞　31
microsatellite instability　99
MT-I細胞株　2

N

妊婦の感染率　111
脳回状 cerebriform　22
naive T細胞　31

O

オリゴクローナル　99
osteoblast　26
osteoclast　26
OAF（osteoclast-activating factor）　27
oncovirus　93

P

ポリクローナル　75
プロウイルス　3, 15, 69, 92
Pautrier 微小膿瘍　36, 64
PCR法　96
PCV増生　41, 45, 47
performance status　24, 84

PHA（phytohemagglutinin）　1
pol 遺伝子　92, 94
Post Capillary Venules（PCV）　39
PPD皮内反応　78, 80, 81
preATL　4, 15, 29, 57, 67
provirus DNA　63
PTH-related protein（PTHrP）　27
pX遺伝子　94

R

ランダムインテグレーション　71
レトロウイルス　2, 91
リンフォカイン　22
リンパ球系腫瘍　1
リンパ肉腫　6
輸出リンパ管　21
Rai分類　58
random integration　73
Rappaport分類　34
REAL分類（1994）　35
recall抗原　45
Reed-Sternberg様巨細胞　34
Rex遺伝子　94
RNAウイルス　92
rosette形成　50, 72

S

細胞表面免疫グロブリン　1
細胞性免疫　1
細胞性免疫能　79
再循環　16, 43, 45
再循環像　39, 41, 47
細網肉腫　6, 34
サイトカイン　31
サプレッサー/サイトトキシック細胞　23
サザンブロッティング法　96
制限酵素　73
成人T細胞白血病　1, 12
成人T細胞白血病/リンパ腫（ATL/L）　2, 16

成熟・分化　46, 47
染色体不安定性　98
セントラルドグマ　91
*下山博士　5
出生コホート　108
腫瘍マーカー　28, 30
腫瘍細胞の通過像　45
Sézary 細胞　24
Sézary 症候群　22, 36, 62
sIL-2R　27, 73
Smoldering ATL　70
Southern blotting 法　57, 65, 73
ST 合剤　85

T

多段階発癌　96, 98
多発地帯　7
*高月博士　1
多形細胞型 pleomorphic type　33, 34, 39, 60
短期母乳児（<6 M）　114
単クローン性　67, 73
単クローン性バンド　66
単クローン性増殖　71
Tac 抗原（CD25, IL-2 レセプター）　27
Tax　94
T, B 細胞マーカー　6
T-CLL　4
T-免疫芽球　16
T-免疫芽球型　39, 46
T 免疫芽球型リンパ腫　34
T リンパ球　1
T 細胞レセプター（TCR）　31
T 細胞リンパ腫　4, 33
T 細胞性慢性リンパ性白血病　4

U

ウイルス粒子（virion）　92
Updated Kiel 分類　34

V

virgin T 細胞　43

W

WHO 分類（2001）　35
Western blot 法　72

Y

*吉田博士　3
幼若化　1
輸出リンパ管　43
輸出リンパ管─胸管　52, 53

Z

ゼラチン粒子凝集法　72

編著者略歴

木下　研一郎
（きのした　けんいちろう）

1965年	長崎大学医学部卒業
1966年	長崎大学医学部原研内科入局
1978年	長崎大学医学部原研内科助教授
1986年	国立長崎中央病院内科医長
1995年	長崎県離島医療圏組合，対馬いづはら病院院長
2000年	長崎県諫早市，恵寿病院院長（Tel：0957-28-3832）
現　在	日本血液学会 日本臨床血液学会 日本リンパ網内系学会　　各評議員

ⓒ 2003　　　　　　　　　　　　　　　　　　第 1 版発行　2003年 6 月20日

成人Ｔ細胞白血病・リンパ腫
ATLL：Adult T-cell Leukemia Lymphoma

（定価はカバーに表示してあります）

検印省略

編　著　木下　研一郎
発行者　服部　秀夫
発行所　株式会社 新興医学出版社
〒113-0033　東京都文京区本郷 6-26-8
電話 03(3816)2853　FAX 03(3816)2895

印刷　明和印刷株式会社　　ISBN 4-88002-616-6 C3047　　郵便振替 00120-8-191625

- 本書およびCD-ROM（Drill）版の複製権・翻訳権・上映権・譲渡権・公衆送信権（送信可能化権を含む）は株式会社新興医学出版社が所有します．
- ㈱日本著作出版権管理システム委託出版物〉
  本書の無断複写は著作権法上での例外を除き禁じられています．複写される場合は，その都度事前に㈱日本著作出版権管理システム（電話 03-3817-5670，FAX 03-3815-8199）の許諾を得てください．